圆锥角膜的诊断与治疗

Diagnosis and Treatment of Keratoconus

主　编　陈跃国

副主编　洪　晶

编　委　（以姓氏拼音为序）

陈彦婷　陈跃国　封　康　冯　云　洪　晶　刘　嫣　彭荣梅

王　薇　谢江淼　杨丽萍　袁翌斐　张　钰　赵英涵

秘　书　王岳鑫

人民卫生出版社

·北京·

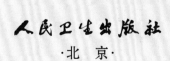

图书在版编目（CIP）数据

圆锥角膜的诊断与治疗 / 陈跃国主编 . -- 北京 ：
人民卫生出版社, 2024. 11. -- ISBN 978-7-117-37168
-1

Ⅰ. R772.2

中国国家版本馆 CIP 数据核字第 2024GA2707 号

人卫智网	www.ipmph.com	医学教育、学术、考试、健康，购书智慧智能综合服务平台
人卫官网	www.pmph.com	人卫官方资讯发布平台

圆锥角膜的诊断与治疗

Yuanzhuijiaomo de Zhenduan yu Zhiliao

主　　编：陈跃国

出版发行：人民卫生出版社（中继线 010-59780011）

地　　址：北京市朝阳区潘家园南里 19 号

邮　　编：100021

E - mail：pmph @ pmph.com

购书热线：010-59787592　010-59787584　010-65264830

印　　刷：北京华联印刷有限公司

经　　销：新华书店

开　　本：889×1194　1/16　　印张：11

字　　数：333 千字

版　　次：2024 年 11 月第 1 版

印　　次：2024 年 12 月第 1 次印刷

标准书号：ISBN 978-7-117-37168-1

定　　价：118.00 元

打击盗版举报电话：010-59787491　E-mail：WQ @ pmph.com

质量问题联系电话：010-59787234　E-mail：zhiliang @ pmph.com

数字融合服务电话：4001118166　E-mail：zengzhi @ pmph.com

主编简介

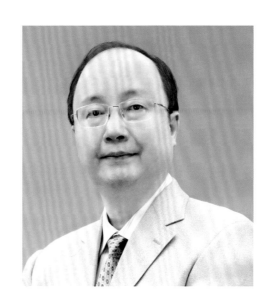

陈跃国，北京大学第三医院眼科教授、主任医师、博士研究生导师；北京大学第三医院眼科屈光手术及视光中心主任，兼任北京大学激光医学研究所所长。

1987年毕业于浙江大学医学院获医学学士学位；1993年毕业于北京大学医学部，获医学博士学位。2001年在美国约翰霍普金斯大学医学院完成博士后研究。在国内较早从事角膜屈光手术的临床与基础研究，担任国家大型医疗器械上岗考试主要培训教师，原卫生部相关行业标准、医药协会团体标准起草人之一。现任中国医师协会眼科医师分会屈光手术委员会副主任委员、北京眼科学会常务理事。任《中华眼科杂志》《中华眼视光学与视觉科学杂志》《眼科》《眼科新进展》等多种学术期刊编委。担任负责人完成临床研究课题多项，以第一作者或通信作者的身份，在国内外核心期刊发表论著120余篇，主编及主译专著与教材8部，参与编写专著20余部，内容主要涉及屈光手术及眼表疾病领域。

副主编简介

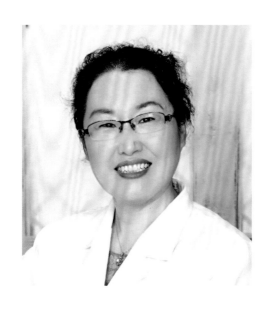

洪晶，北京大学第三医院眼科教授、主任医师、博士研究生导师。现任北京大学第三医院眼科主任、角膜眼表疾病科主任、眼库主任、眼科病理科主任。

长期从事角膜及眼表疾病的临床及基础研究，在国内率先开展角膜内皮移植手术，并在中国广泛推广，《角膜内皮移植术》《组织工程角膜内皮细胞膜片临床前应用》分别于2014年、2017年入选"我国角膜病学近五年十大研究进展"。

承担国家自然科学基金项目7项、科技部重点专项2项，其他省部级课题10余项；在国内外发表学术论文100余篇，分别发表在 Ophthalmology、Ocular Surface、AJO、BJO、JAMA Ophthalmology 等国际权威杂志。参与编写专家共识10余篇。以第一完成人获高等学校科学研究优秀成果科技进步奖二等奖，2021年获得中国女医师协会临床医学科研创新奖；获人民网第六届国之名医。

前　言

圆锥角膜是一种好发于青春期，以角膜中央或旁中央进行性变薄并向前呈锥形突起的致盲性眼病。其典型临床表现为视力进行性下降、近视和不规则散光。晚期可发生急性角膜水肿，消退后遗留瘢痕，严重影响患者的视力及生活质量，是接受角膜移植术的主要病因之一。

圆锥角膜尤其是早期圆锥角膜的正确诊断，对于改善圆锥角膜的治疗预后具有重要意义。早期圆锥角膜可采用配戴框架眼镜、角膜接触镜、巩膜镜等矫正视力，尤其对于儿童与青少年病患，应严密监控其圆锥角膜进展情况，假如有进展趋势，应及时进行角膜胶原交联治疗。假如未能及时发现病情或控制不良至疾病晚期，尤其当角膜厚度显著变薄，伴有瘢痕形成，严重影响矫治视力时，则须进行角膜移植手术。对于屈光手术医生而言，随着近视激光角膜屈光手术的兴起，术前对于早期圆锥角膜的准确筛查，避免漏诊及误诊，成为既能保障角膜屈光手术安全性，又能够使患者顺利接受手术的关键。

北京大学第三医院眼科角膜眼表疾病专科和视光与屈光手术专科通力合作，近年来较为系统地开展了圆锥角膜诊断与治疗的临床研究，在早期圆锥角膜筛查、圆锥角膜的非手术与手术治疗方面，积累了一定经验。如飞秒激光辅助的"屈光性"角膜移植术、角膜地形图引导的个性化准分子激光角膜消融联合快速角膜胶原交联术治疗早期进展性圆锥角膜、圆锥角膜的三联手术（准分子激光消融＋角膜胶原交联＋有晶状体眼人工晶状体植入）等，在控制圆锥角膜进展的前提下，进一步改善角膜的规则性，显著提高戴框架眼镜的矫正视力，或提升配戴硬性透气性角膜接触镜的成功率，甚至可以使圆锥角膜患者完全摆脱眼镜，极大地提高其生活质量及个人自信。

本专著从组织病理机制、临床诊断与治疗三个维度，除涵盖圆锥角膜的流行病学、遗传学、组织病理学特征之外，还着重撰写与圆锥角膜发病机制和临床诊断密切相关的角膜生物力学、角膜地形图特征等内容。对于圆锥角膜的治疗部分，着重介绍了各种非手术与手术方法的适应证、禁忌证以及疗效，尤其对于角膜胶原交联及其联合手术，进行了较为系统的描述。

在北京大学第三医院眼科角膜眼表疾病、眼视光与屈光手术两大亚专科团队成员们的共同努力下，历经两年余，编撰完成本书稿以飨读者，供广大眼科医生及医学生阅读参考，敬请大家批评指正。

陈跃国

2024-09-10 于北京

目 录

基 础 篇

诊 断 篇

治 疗 篇

第九章　圆锥角膜的非手术矫正　　　　　　　　　　　　　　　　　　　（张钰）

第十章　角膜胶原交联术　　　　　　　　　　　　　　　　　（陈彦婷　陈跃国）

基础篇

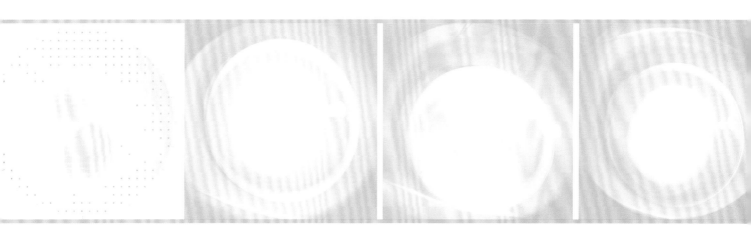

第一章

圆锥角膜的流行病学

流行病学（epidemiology）是研究疾病在人群中发生的规律和特征的方法学，是人类与疾病长期抗争过程中逐渐发展起来的一门独立学科。早期的流行病学主要用于传染病的防治，随着方法学的完备，流行病学对于人群中各类疾病的防控都起到了至关重要的指导作用。无论从事科研还是临床工作，我们都需要流行病学的支撑。国家卫生管理部门也需要各类疾病的流行病学资料，以便有针对性地开展工作、制定策略以应对日益增长的疾病负担。

第一节　流行病学的主要研究内容和方法概述

流行病学主要用于研究疾病的发生规律、病因和危险因素，以及防治疾病的效果评价。对于疾病的认知和防治，流行病学包括三个阶段的工作内容：第一阶段为"揭示现象"，即揭示疾病在人群中的分布特征；第二阶段为"寻找原因"，即针对现象探寻本质，探索疾病分布的内在规律及其成因；第三阶段为"提供措施"，基于前两个阶段的工作，找出防控或干预的有效措施，并对结果进行合理评价。

作为一门逻辑性很强的方法学，流行病学的工作主要基于其特有的研究方法，其中主要包括观察法和实验法（图1-1-1）。

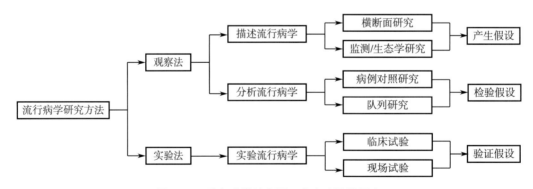

图 1-1-1　流行病学的主要研究方法及其用途

1. 观察法　通过观察，对某疾病的分布特征进行详尽的描述，以揭示现象，为后续的病因学研究提供假设和线索，此为描述流行病学，主要包括横断面研究（cross-sectional study）。观察法亦可事先设立对照组，通过对不同人口学特征的组间比较、分析，来检验假设，此为分析流行病学，主要包括病例对照研究（case-control study）和队列研究（cohort study），通过合理的设计，病例对照研究既能产生假设亦可检验假设。

2. 实验法　通过对受试者人为施加不同的干预措施，进而验证假设，此为实验流行病学，包括最为人们熟知的也是证据等级相对较高的临床随机对照试验（randomized controlled trial，RCT）。

流行病学关于疾病发病指标的定义，主要包括发病率和患病率。发病率（incidence rate）表示在一定时间内，一定人群中某种疾病新病例出现的频率；患病率（prevalence rate）是指某特定时间内总人口中某种疾病新旧病例总和占该时间段总观察人口数的比例。患病率取决于发病率和病程，即患病率＝发病率 × 病程，因此患病率通常用来表示病程较长的慢性病的流行情况。

另外，为了更早地诊断和治疗潜在的某种疾病，无论从流行病学的人群角度还是从临床上的就诊患者的角度，都会运用筛查（screening）的方式对受试者进行某种疾病的早期筛检。这就需要用到诊断某种疾病的"金标准"，即当前医学界公认的诊断疾病的最可靠方法。而随着临床诊疗技术和设备的飞速进步，原本无法早期诊断的疾病在先进设备的检查下，很早就出现征象。

从另外一方面来说，疾病的"真相"只有一个，任何先进的设备都不可能做到百分百的准确，这就引入了另外一组概念。

1. 灵敏度（sensitivity） 实际有病又被该检查标准正确判断为有病的百分比，反映了该检查标准发现患者的能力。

2. 假阴性率（false negative rate） 又称漏诊率，指实际有病而被该检查标准错误判断为无病的百分比，反映了该检查标准漏诊患者的情况，灵敏度与假阴性率之间为互补关系，灵敏度越高，假阴性率越低。

3. 特异度（specificity） 实际无病又被该检查标准正确判断为无病的百分比，反映了该检查标准确定非患者的能力。

4. 假阳性率（false positive rate） 又称误诊率，指实际无病而被该检查标准错误判断为有病的百分比，反映了该检查标准误诊患者的情况，特异度与假阳性率亦为互补关系，即特异度越高，假阳性率越低。

由此可见，临床工作中我们需要灵敏度和特异度都高的检查标准和设备。

第二节 圆锥角膜的流行病学特征及危险因素

角膜是位于眼球最表面向前突出的非球面形透明组织，是人眼屈光系统的重要组成部分，也是眼球屈光力最大的部分。因此，轻微的不规则即可导致视力下降。圆锥角膜（keratoconus，KC）是非感染性的逐渐进展的膨隆性角膜疾病，可导致角膜变形、屈光力改变，从而导致视力显著下降。

以往的圆锥角膜诊断与筛查，依据传统的检查模式，比如验光、角膜曲率计、裂隙灯显微镜检查等，早期难以诊断，有着较高的假阴性率。而近些年的研究主要以更为敏感的角膜地形图（topography）、断层扫描地形图（tomography）参数为诊断依据，其灵敏度更高，因而可获得更为准确的流行病学特征和人群患病率与发病率数据[1]。

圆锥角膜的病因目前尚不十分明确。流行病学研究发现，圆锥角膜的发病年龄多数集中在青春期，20~40 岁病情容易进展，但也可能在此年龄段"休止"。当然，圆锥角膜也可以发生在任何其他年龄段。圆锥角膜几乎均为双眼发病[2]。先天即存在圆锥角膜者亦可见报道，但极为罕见[3]。圆锥角膜通常不伴随眼部其他疾病或全身疾病，但也有报道其伴有 Down 综合征[4-5]、Leber 先天性黑矇[6]、Fuchs 角膜内皮营养不良[7]、先天性白内障[8]、视网膜色素变性[9]、二尖瓣脱垂[10-14]、睡眠呼吸暂停[15-17]等眼部及全身系统性疾病。

圆锥角膜的发生受遗传和环境因素的双重影响[1]。任何种族均可发病[18]，但从各地区和不同国家的相关报道中，可见不同种族之间的患病率有着明显差异[19-20]。有研究认为性别之间也存在差别[18]，如男性即为导致圆锥角膜的危险因素之一[19]。此外，圆锥角膜家族史[19,21]、过敏体质及湿疹或哮喘[17,19,22-23]、眼异物感与揉眼[24]、角膜接触镜尤其是硬性角膜接触镜配戴史[25]，都是圆锥角膜发生的重要危险因素。

Jamali 等[26]报道，近亲结婚是罹患圆锥角膜的一个危险因素，因近亲结婚影响了疾病的隐性遗传条件，导致圆锥角膜的发生。Bilgihan 等[27]研究发现，女性怀孕期间的性激素水平改变，可影响角膜的生物力学，进而导致圆锥角膜的发生。Hashemi 及其研究团队[28]认为农村人口更容易罹患圆锥角膜，可能与接触阳光照射的时间长有关，并认为日光中的紫外线是圆锥角膜发生的危险因素，这与我们通常理解的紫外线对角膜的照射类似角膜胶原交联治疗的机制能加固角膜的生物力学强度而有所不同。Gordon[1]认为紫外线可以激活活性氧，而过多暴露于日光下会导致角膜损害，这其中包括减少角膜中的某些酶的数量，因此比起纬度较高的北美洲和欧洲，圆锥角膜高发于热带地区。

在其他的人口学因素中，Jonas 等[29]报道圆锥角膜的患病率与较矮的身高和较低的受教育水平有关，而与吸烟、饮酒等生活习惯无关。另一方面，糖尿病似乎是圆锥角膜的一个保护性因素[30]，其机制可能是血糖的升高诱导了角膜基质组织的糖基化即"交联"作用，进而加强了角膜的生物力学结构。有研究报道糖尿病患者罹患圆锥角膜的风险较不伴糖尿病者低 20%~50%[17]。

第三节　圆锥角膜的患病率与发病率

本节所列举的不同国家和地区的圆锥角膜流行病学数据，基于近年来有一定影响力的文献报道，其中难以避免因诊断标准不同而导致数据不够准确。但医学本身就是具有一定"概率性"的科学，即使相对准确亦能解决疑惑并应用于实践。此外，以医院就诊人群为基础或者以社区普通人群为基础的流行病学研究，存在很大不同。前者所得出的患病率可能高估了疾病真正的患病率，因为患者聚集在医院就诊而产生"集中效应（concentration effect）"，显得医院里似乎有很多患有某病的患者，而且与社区相比，医院内作为"分母"的人数也相对较少。当然，也受到医院是否具有该疾病的诊断和治疗专长等因素的影响。而以社区普通人群为基础的流行病学研究，虽然是某种疾病患病率和发病率指标的"金标准"，但亦受到流行病学研究方法设计的影响，最主要的影响因素为选择偏倚（selection bias）。同一国家或地区，不同的抽样设计方法可能得出不同的疾病患病率和发病率。

由于各地区及不同国家的流行病学调查方法、诊断标准和筛查方法存在一定的差别，以及圆锥角膜的患病情况在不同种族之间也存在巨大差异，圆锥角膜在世界各地区的流行情况差别巨大。据报道在俄罗斯，圆锥角膜的患病率仅为 0.3 例 /100 000 人（0.000 3%）[31]，而中东和中亚地区种族被认为是圆锥角膜发病的高危人群[2]，在黎巴嫩和伊朗，患病率增加为 3 300 例 /100 000 人（3.3%）[32-33]，印度圆锥角膜的患病率为 2.3%[2]。另一项以人群为基础的流行病学研究也显示在以色列的阿拉伯人中，圆锥角膜的患病率为 3.18%[34]。

美国一项大型的回顾性纵向队列研究，纳入 16 053 例圆锥角膜患者和健康对照组，结果显示黑人和拉丁人种发生圆锥角膜的风险高于高加索人种，分别为 57% 和 43%，而亚裔美国人罹患圆锥角膜的风险较高加索人种则低 39%[17]。然而，在英格兰莱斯特郡的一项研究中，似乎有着不一样的结论，圆锥角膜的年发生率在亚裔社区和高加索社区分别是 19.6 例 /100 000 人（0.019 6%）和 4.5 例 /100 000 人（0.004 5%）[35]。

任何国家针对全国人群的流行病学调查，多是基于健康管理系统中的登记信息。丹麦一项基于 2011—2015 年的全国调查，来自国家病例登记信息显示截至 2016 年 1 月 1 日，丹麦登记的 5 707 251 名居民，其中 2 846 人诊断为圆锥角膜（1977—2015 年间），截至 2015 年 12 月 31 日有 2 508 例生存者。圆锥角膜总患病率为 44 例 /100 000 人（0.044%）[36]。该研究还发现圆锥角膜的发生率在过去的 10~15 年间提高了 2~3 倍，主要原因可能是角膜胶原交联手术的出现，使得大部分患者从基层医院转诊，另外就是更多的外来人口以及检查设备和技术的进步,使得早期的圆锥角膜得以诊断。在荷兰,一项与健康保险公司合作的基于全国人群的研究显示:圆锥角膜的患病率为 265 例 /100 000 人(0.265%),平均诊断年龄为 28.3 岁[34]。

来自韩国国家健康登记数据库中的数据,共 47 990 761 受试者,在 2009—2014 六年间共检出 17 931 例圆锥角膜病例,患病率为 37.4 例 /100 000 人(0.037 4%),2010—2014 年间的发病率为 5.56 例 /100 000 人年,发病多为 20~29 岁之间,男女发病比例接近,男性较女性的发病年龄稍晚[37]。伊朗的一项以社区人群为基础的横断面研究,在伊朗北部和南部随机抽取两个自然村,圆锥角膜的患病率为 4%,且男性居多(OR=2.3,P=0.032)[28]。德黑兰眼科研究基于普通人群的分层整群抽样设计,受试者平均年龄为 40.8 岁(范围 14~81 岁),圆锥角膜年龄和性别标化患病率为 3.3%,男性和女性圆锥角膜患病率分别为 3.9% 和 2.6%。其中,波斯种族人群圆锥角膜患病率为 2.5%,非波斯种族人群患病率为 7.9%[33]。伊朗的沙赫鲁德眼病研究是一项以普通人群为基础的随机整群抽样研究,包含 40~64 岁受试者,圆锥角膜的患病率在男性为 0.72%,女性为 0.79%,接受调查的圆锥角膜患者的平均年龄为 47.6 岁[38]。

由于圆锥角膜主要发生于青少年人群,因此国际上很多研究设计都基于在校的学生来进行。在新西兰的惠灵顿圆锥角膜研究(The Wellington Keratoconus Study)中,受试者为该地区 20 所中学的 1 916 名青少年,平均年龄 14.6 岁,圆锥角膜的患病率在新西兰青少年中为 1/191,而在毛利人中为 1/45,也显示出了明显的种族特异性[39]。在巴勒斯坦西部城市纳布卢斯,一项基于大学在校学生的调查研究,招募了 620 名参与者,9 名诊断为圆锥角膜,患病率为 1.5%[40]。在以色列耶路撒冷,一项以在校大学生为基础的横断面研究,圆锥角膜的患病率为 2.34%[19]。在伊朗的马什哈德大学医学院,一项基于在校学生的人群调查显示圆锥角膜的患病率为 2.5%[41]。

与患病率相同,圆锥角膜发病率的估值范围差别也较大。有报道在沙特阿拉伯的一个省,基于转诊医院的数字提示圆锥角膜的年发生率为 20 例 /100 000 人[42]。丹麦圆锥角膜的年发生率估计为 3 例 /100 000 人(0.003%)[43];荷兰圆锥角膜的年发生率为 13.3 例 /100 000 人(0.013 3%)[34]。

2015 年,Gordon 综述了圆锥角膜的国际流行病学概况,讲述了以医院为基础的和以人群为基础的圆锥角膜患病率的不同,虽然概括地很全面,但其对医院为基础的和以人群为基础的患病率高低的判断值得商榷,以医院为基础的患病率通常高于以人群为基础的患病率[1]。以下归纳一些基于医院就诊人群或非社区人群为基础的圆锥角膜患病率的研究:埃及尼罗河三角洲地区的一项基于眼屈光手术中心的调查,共 8 124 位受试者,圆锥角膜的患病率为 1.12%(91/8 124)[44]。来自沙特阿拉伯利雅的一项研究,以非社区人群为基础的 6~21 岁青少年受试者中,圆锥角膜的患病率为 4.76%(1/21)[45]。在沙特阿拉伯的西部城市塔伊夫,一项以近视屈光手术就诊患者为基础的研究发现圆锥角膜的患病率为 8.59%[46];而在沙特阿拉伯的南部城市阿赛尔,一项以屈光手术中心就诊人群为基础的研究提示圆锥角膜的患病率高达 18.7%[47]。

我国目前尚缺乏圆锥角膜的流行病学调查资料,但据估算我国有 60 万 ~70 万以上患者[48]。圆锥角膜已经成为我国角膜移植的第三位原因[49-50]。北京眼科研究是一项包括 3 468 名受试者的以普通人群为基础的流行病学研究,该研究中受试者平均年龄 64.6 岁(范围 50~93 岁),该研究将圆锥角膜和陡峭型角膜定义为角膜屈光力为 48D+,认为在中国 50 岁以上人群中,圆锥角膜和陡峭型角膜的"患病率"为 0.9%[51]。

随着角膜地形图设备的改进,特别是传统 Placido 盘结合 Scheimpflug 旋转摄像机对角膜前后表面成像测量高度技术的应用、角膜生物力学的测量分析、基因筛查等,使得眼科医生可以筛查出更多的早期圆锥角膜,也将使我们更进一步了解圆锥角膜的流行病学特征。圆锥角膜的发病率和患病率受到地域和种族等因素的影响。了解圆锥角膜的流行病学特征,能够使我们更广泛地、更有效地开展人群筛查工作。而熟知其危险因素更能为临床医生筛检出圆锥角膜提供依据,早期筛查并进行相应的治疗能够改善患者的视力，减少角膜移植的比例，提高患者的生存质量，减少患者和国家的疾病负担。

（封 康）

参 考 文 献

1. GORDON-SHAAG A, MILLODOT M, SHNEOR E, et al. The genetic and environmental factors for keratoconus. Biomed Res Int, 2015, 2015: 795738.

2. GOMES JA, RAPUANO CJ, BELIN MW, et al. Global Consensus on keratoconus diagnosis. Cornea, 2015, 34(12): e38-39.

3. G S. Dystrophies and degenerations. // SMOLIN G, THOFT RA. The cornea: scientific foundations and clinical practice. Boston: Little, Brown, 1987: 448-449.

4. SABTI S, TAPPEINER C, FRUEH BE. Corneal cross-linking in a 4-year-old child with keratoconus and Down syndrome. Cornea, 2015, 34(9): 1157-1160.

5. WALSH SZ. Keratoconus and blindness in 469 institutionalised subjects with Down syndrome and other causes of mental retardation. J Ment Defic Res, 1981, 25 Pt 4: 243-251.

6. ELDER MJ. Leber congenital amaurosis and its association with keratoconus and keratoglobus. J Pediatr Ophthalmol Strabismus, 1994, 31(1): 38-40.

7. LIPMAN RM, RUBENSTEIN JB, TORCZYNSKI E. Keratoconus and Fuchs' corneal endothelial dystrophy in a patient and her family. Arch Ophthalmol, 1990, 108(7): 993-994.

8. KLINTWORTH GK, DAMMS T. Corneal dystrophies and keratoconus. Curr Opin Ophthalmol, 1995, 6(4): 44-56.

9. FRANCESCHETTI A, KERATOCONUS IKJ, MCTIGUE JW. The Cornea. Washington: Butterworths, 1965: 152-168.

10. SIORDIA JA, FRANCO JC. The association between keratoconus and mitral valve prolapse: a systematic review. Curr Cardiol Rev, 2020, 16(2): 147-152.

11. KALKAN AKCAY E, AKCAY M, UYSAL BS, et al. Impaired corneal biomechanical properties and the prevalence of keratoconus in mitral valve prolapse. J Ophthalmol, 2014, 2014: 402193.

12. SHARIF KW, CASEY TA, COLTART J. Prevalence of mitral valve prolapse in keratoconus patients. J R Soc Med, 1992, 85 (8): 446-448.

13. HOWELLS G. Mitral valve prolapse, keratoconus and Down's syndrome. J R Soc Med, 1992, 85(12): 773.

14. CHENG TO. Mitral valve prolapse and keratoconus. J R Soc Med, 1992, 85(12): 773-774.

15. SAIDEL MA, PAIK JY, GARCIA C, et al. Prevalence of sleep apnea syndrome and high-risk characteristics among keratoconus patients. Cornea, 2012, 31(6): 600-603.

16. NADERAN M, REZAGHOLIZADEH F, ZOLFAGHARI M, et al. Association between the prevalence of obstructive sleep apnoea and the severity of keratoconus. Br J Ophthalmol, 2015, 99(12): 1675-1679.

17. WOODWARD MA, BLACHLEY TS, STEIN JD. The association between sociodemographic factors, common systemic diseases, and keratoconus: an analysis of a nationwide heath care claims database. Ophthalmology, 2016, 123(3): 457-465.

18. RABINOWITZ YS. Keratoconus. Surv Ophthalmol, 1998, 42(4): 297-319.

19. MILLODOT M, SHNEOR E, ALBOU S, et al. Prevalence and associated factors of keratoconus in Jerusalem: a cross-sectional study. Ophthalmic Epidemiol, 2011, 18(2): 91-97.

20. PAN CW, CHENG CY, SABANAYAGAM C, et al. Ethnic variation in central corneal refractive power and steep cornea in Asians. Ophthalmic Epidemiol, 2014, 21(2): 99-105.

21. NADERAN M, RAJABI MT, ZARRINBAKHSH P, et al. Association between family history and keratoconus severity. Curr Eye Res, 2016, 41(11): 1414-1418.

22. BAWAZEER AM, HODGE WG, LORIMER B. Atopy and keratoconus: a multivariate analysis. Br J Ophthalmol, 2000, 84(8): 834-836.

23. MERDLER I, HASSIDIM A, SORKIN N, et al. Keratoconus and allergic diseases among Israeli adolescents between 2005 and 2013. Cornea, 2015, 34(5): 525-529.

24. HASHEMI H, HEYDARIAN S, HOOSHMAND E, et al. The prevalence and risk factors for keratoconus: a systematic review and meta-analysis. Cornea, 2020, 39(2): 263-270.

25. MACSAI MS, VARLEY GA, KRACHMER JH. Development of keratoconus after contact lens wear. Patient characteristics. Arch Ophthalmol, 1990, 108(4): 534-538.

26. JAMALI H, BEIGI V, SADEGHI-SARVESTANI A. Consanguineous marriage as a risk factor for developing keratoconus. Med Hypothesis Discov Innov Ophthalmol, 2018, 7(1): 17-21.

27. BILGIHAN K, HONDUR A, SUL S, et al. Pregnancy-induced progression of keratoconus. Cornea, 2011, 30(9): 991-994.

28. HASHEMI H, HEYDARIAN S, YEKTA A, et al. High prevalence and familial aggregation of keratoconus in an Iranian rural population: a population-based study. Ophthalmic Physiol Opt, 2018, 38(4): 447-455.

29. JONAS JB, NANGIA V, MATIN A, et al. Prevalence and associations of keratoconus in rural maharashtra in central India: the central India eye and medical study. Am J Ophthalmol, 2009, 148(5): 760-765.

30. SEILER T, HUHLE S, SPOERL E, et al. Manifest diabetes and keratoconus: a retrospective case-control study. Graefes Arch Clin Exp Ophthalmol, 2000, 238(10): 822-825.

31. GORSKOVA EN, SEVOST'IANOV EN. Epidemiology of keratoconus in the Urals. Vestn Oftalmol, 1998, 114(4): 38-40.

32. WAKED N, FAYAD AM, FADLALLAH A, et al. Keratoconus screening in a Lebanese students' population. J Fr Ophtalmol, 2012, 35(1): 23-29.

33. HASHEMI H, KHABAZKHOOB M, FOTOUHI A. Topographic keratoconus is not rare in an Iranian population: the Tehran Eye Study. Ophthalmic Epidemiol, 2013, 20(6): 385-391.

34. GODEFROOIJ DA, DE WIT GA, UITERWAAL CS, et al. Age-specific incidence and prevalence of keratoconus: a nationwide registration study. Am J Ophthalmol, 2017, 175: 169-172.

35. PEARSON AR, SONEJI B, SARVANANTHAN N, et al. Does ethnic origin influence the incidence or severity of keratoconus? Eye(Lond), 2000, 14(Pt 4): 625-628.

36. BAK-NIELSEN S, RAMLAU-HANSEN CH, IVARSEN A, et al. Incidence and prevalence of keratoconus in Denmark-an update. Acta Ophthalmol, 2019, 97(8): 752-755.

37. HWANG S, LIM DH, CHUNG TY. Prevalence and incidence of keratoconus in South Korea: a nationwide population-based study. Am J Ophthalmol, 2018, 192: 56-64.

38. HASHEMI H, BEIRANVAND A, KHABAZKHOOB M, et al. Prevalence of keratoconus in a population-based study in Shahroud. Cornea, 2013, 32(11): 1441-1445.

39. PAPALI'I-CURTIN AT, COX R, MA T, et al. Keratoconus prevalence among high school students in New Zealand. Cornea, 2019, 38(11): 1382-1389.

40. SHEHADEH MM, DIAKONIS VF, JALIL SA, et al. Prevalence of keratoconus among a Palestinian Tertiary Student Population. Open Ophthalmol J, 2015, 9: 172-176.

41. HASHEMI H, KHABAZKHOOB M, YAZDANI N, et al. The prevalence of keratoconus in a young population in Mashhad, Iran. Ophthalmic Physiol Opt, 2014, 34(5): 519-527.

42. ASSIRI AA, YOUSUF BI, QUANTOCK AJ, et al. Incidence and severity of keratoconus in Asir province, Saudi Arabia. Br J Ophthalmol, 2005, 89(11): 1403-1406.

43. NIELSEN K, HJORTDAL J, AAGAARD NOHR E, et al. Incidence and prevalence of keratoconus in Denmark. Acta Ophthalmol Scand, 2007, 85(8): 890-892.

44. ELBEDEWY HA, WASFY TE, SOLIMAN SS, et al. Prevalence and topographical characteristics of keratoconus in patients with refractive errors in the Egyptian delta. Int Ophthalmol, 2019, 39(7): 1459-1465.

45. TORRES NETTO EA, AL-OTAIBI WM, HAFEZI NL, et al. Prevalence of keratoconus in paediatric patients in Riyadh, Saudi Arabia. Br J Ophthalmol, 2018, 102(10): 1436-1441.

46. ALTHOMALI TA, AL-QURASHI IM, AL-THAGAFI SM, et al. Prevalence of keratoconus among patients seeking laser vision correction in Taif area of Saudi Arabia. Saudi J Ophthalmol, 2018, 32(2): 114-118.

47. AL-AMRI AM. Prevalence of keratoconus in a refractive surgery population. J Ophthalmol, 2018, 2018: 5983530.

48. 史伟云, 高华, 李莹. 努力规范我国圆锥角膜的临床诊疗工作. 中华眼科杂志, 2019, 55(6): 401-404.

49. LIXIN XIE FW, WEIYUN SHI. Analysis of causes for penetrating keratoplasty at Shandong Eye Institute from 1997 to 2002.

China Journal of Ophthalmology, 2006, 42(8): 704-708.

50. XIE L, QI F, GAO H, et al. Major shifts in corneal transplantation procedures in north China: 5316 eyes over 12 years. Br J Ophthalmol, 2009, 93(10): 1291-1295.

51. XU L, WANG YX, GUO Y, et al. Prevalence and associations of steep cornea/keratoconus in Greater Beijing. The Beijing Eye Study. PLoS One, 2012, 7(7): e39313.

第二章

圆锥角膜的遗传学研究现状

圆锥角膜(keratoconus,KC)是一种复杂的、遗传异质性的、多因素的退行性疾病,常伴有进行性的、不对称的角膜扩张。KC 呈常染色体隐性或显性遗传,与环境、遗传和/或其他因素相互作用有关。考虑到 KC 与其他遗传疾病的关系,以及单卵双胎比双卵双胎中 KC 患病一致性更高,遗传因素是家族性 KC 的特征,这也是屈光手术前考虑的一个重要因素。本文总结导致 KC 的常见遗传位点和致病基因,并将其与 KC 相关的常见遗传性综合征进行分析。

第一节 圆锥角膜人群遗传学研究

KC 在普通人群中的发病率存在很大差异,从每年 1/500 到 1/2 000 不等。KC 的患病率估计为 8.8/100 000~54.5/100 000 之间,根据种族和所使用的诊断标准不同而有所差异[1]。随着新的诊断技术的不断普及,更准确、早期地诊断圆锥角膜成为可能,从而其患病率可能会进一步上升。

KC 种族差异非常明显,KC 在亚洲人群中的患病率约为 25/100 000,而在白种人群中只有 3.3/100 000,其在亚洲人群中的患病率是白种人的 6 倍,而亚洲和白种人的中央角膜变薄分布也有差异。除了亚洲人和白种人之间的差异外,印度人的 KC 患病率高于中国人或其他民族。在英国,亚裔(印度、巴基斯坦和孟加拉国)人群中 KC 的患病率是白种人的 4.4~7.5 倍,此结果与亚洲人群特别是印度裔 KC 的高患病率是一致的。有报道显示 KC 在中国患者中出现的更早、更严重,需要在更早的年龄进行角膜移植[2]。北京市眼科研究所基于中国北方人群的研究计算出中国人 KC 的患病率为(0.9±0.2)%,不同地区患病率有较大差异,其他地区患病率需要更多的人群流行病学研究。

其他种族中,俄罗斯 KC 的患病率为 0.3/100 000,沙特阿拉伯为 20/100 000,而且沙特阿拉伯特定地区(如阿西尔省)的患病率和严重程度更高,而且发病早,并且在年轻时更迅速发展到严重疾病阶段。总之,世界范围内 KC 患病率从英国的 1/100 000 到明尼苏达(美国)的 2/100 000,芬兰的 2.2/100 000,荷兰的 2.5/100 000,新西兰的 50/100 000 不等。显然,像印度和中东这样阳光充足和天气炎热的地方,比芬兰、丹麦、明尼苏达、日本和俄罗斯等气候较凉爽和阳光较少的地方 KC 的患病率更高[1],当然,这也可能与不同国家不同种族人群遗传背景不同有关。但也有研究提出,近亲结婚在中东国家普遍存在,这可能导致遗传性疾病更为普遍。

第二节 圆锥角膜的遗传力

KC 是一种复杂的、遗传异质性的、多因素的退行性疾病,大部分患者为散发病例,根据以往世界各地的文献报道,5%~10% 的 KC 患者,或 14% 甚至高达 23% 的 KC 患者有家族史,遵循常染色体显性或隐性遗传模式[1]。在常染色体显性遗传中，有许多表型不完全外显的报道。总体来讲 KC 有遗传倾向，且 KC 相关的致病基因与环境、遗传和 / 或其他因素相互作用而致病，这突出了遗传因素在 KC 发病机制中的潜在作用。事实上，KC 患者一级亲属中 KC 患病率为 3.34%，比正常人群高出 15~67 倍[3]；此外，双胞胎研究显示单卵双胎比双卵双胎中 KC 患病一致性更高。

另一个与遗传力相关的问题是角膜曲率增加。据报道，该性状的遗传力在 60%~95% 之间[4]。Beaver Dam 眼研究（包括 185 个家系中 715 个成员）估计角膜曲率遗传力为 95%，丹麦双胞胎登记研究（包括 114 对双胞胎）估计角膜曲率遗传力为 90%。很明显，角膜曲率的增加除了与遗传因素有关外，还与各种其他因素有关，包括年龄、性别、身高、民族背景、地理区域和环境条件，并受生活方式和遗传因素的影响。

研究发现，男性和女性 KC 的患病率存在差异，但不同研究之间结果并不一致。影响 KC 患病风险的环境因素被大家所熟知，包括揉眼、角膜接触镜磨损角膜，以及紫外线照射而引起的氧化损伤等。KC 有复杂的多因素病因，环境影响和遗传因素都发挥着重要作用。每种因素影响大小因人而异。因此，在某 KC 个体中，环境影响可能是主要因素，而在其他 KC 个体中，遗传因素可能是主要因素。遗传因素对亚洲人 KC 影响比高加索人大，同时遗传因素也是 KC 患者亲属发病的主要病因。

第三节　圆锥角膜与不同眼病及综合征的关系

KC 的遗传病因远未阐明，其病理生理过程也尚不完全清楚。KC 与环境和遗传因素的多因素相互作用已经被广泛报道。KC 的病理生理学可能包括以下组成部分：遗传性异常，生化性异常，生物力学异常和环境失调[5]。

据报道，KC 与春季结膜炎、角膜接触镜使用、紫外线和眼摩擦（揉眼）有关，但也可能由眼外伤引起。KC 还与一些特异反应性的疾病有关。在发达国家，有多达三分之一的人口患有特异反应性疾病，主要影响上皮细胞，包括皮肤（过敏性皮炎）、呼吸道（哮喘、过敏性鼻炎）和眼睛（过敏性结膜炎）。特异反应性疾病特别是过敏性皮炎通常是特异反应的第一个临床表现，在一些无对照研究中与 KC 相关，根据患者招募的类型和数据有时又相互矛盾。

KC 还与一系列遗传综合征相关，包括唐氏综合征、马方综合征、成骨不全、GAPO 综合征、Ehlers-Danlos 综合征及其亚型、Noonan 综合征、Leber 先天性黑矇、Apert 综合征、二尖瓣脱垂综合征、先天性髋关节发育不良、Rieger 综合征、局灶性真皮发育不全综合征、Crouzon 综合征、眼睑松弛综合征、X 单体（Turner 综合征）、Bardet-Biedl 综合征、指甲 - 髌骨综合征、鱼鳞病、神经纤维瘤病、着色性干皮症、胶原病、神经皮肤血管瘤病、弹力纤维性假黄瘤、视网膜色素变性、春季角结膜炎和其他非炎性结缔组织疾病如关节过度活动等[1]。一项在中国开展的研究报道显示，233 名被调查的 KC 患者中，有 0.86% 患有唐氏综合征。然而，在亚洲其他研究中，包括中国香港、马来西亚和韩国在内的儿童唐氏综合征人群中没有发现这种关联。另外，与 KC 相关的其他疾病还包括白内障、Avellino 角膜营养不良和颗粒状角膜营养不良等。也有学者坚持认为 KC 不是任何特定综合征的眼部特征，而主要是一种孤立的眼部疾病。

综上所述，KC 可分为三大类：①遗传性疾病相关的 KC，如唐氏综合征、神经纤维瘤病、Leber 先天性黑矇、Turner 综合征、指甲 - 髌骨综合征等；②与眼摩擦、过敏、使用角膜接触镜等有关的 KC；③孤立的 KC，与其他疾病没有任何关联。

第四节　遗传因素在圆锥角膜中的作用

虽然一些疾病如年龄相关性黄斑变性等的遗传学病因几乎完全被大家熟知，但是仍旧有很多遗传性致盲眼病如 KC 和近视等的遗传基因尚未完全明了。大量的遗传流行病学数据、共分离分析和致病基因定位研究表明,遗传因素对于 KC 的发生发展起着重要作用。

对于较大的 KC 家系样本,通过连锁分析,与家族性 KC 相关的致病基因和染色体区域在高加索人、澳大利亚人和中国人群中已经完成定位,但遗憾的是尚未在这些区域中找到致病基因。

对于部分散发或小家系样本,通过连锁分析定位存在困难的,可尝试进行全基因组关联分析(genome-wide association studies, GWAS),GWAS 是一个研究 KC 非常有效的手段。GWAS 研究发现与 KC 相关的 60 多个基因或位点,尽管某些基因的作用尚无定论,甚至结果在不同的研究报道里也有不一致的情况。它们是 HGF(肝细胞生长因子,在表皮细胞中发挥明确的作用)、LOX(赖氨酰氧化酶,该酶在胶原交联过程中发挥功能,并且在胶原链的三聚化过程中发挥重要作用)、FOXO1(转录因子 Fork head 家族成员,虽然功能还没有阐明,但是它参与免疫系统细胞因子的信号通路)和 FNDC3B(纤连蛋白类型Ⅲ3B 结构域)。GWAS 也发现 150 多个多态位点与 KC 发病相关。但应该指出的是,仅仅有几个位点被证实与 KC 显著关联。GWAS 共计鉴定出 7 个基因或位点与 KC 高度相关,包括 LOX、FOXO1、HGF 和 FNDC3B 基因,以及 2q21.3、3p26 和 19ql3.3 三个位点[6]。这些关联性的结果在不同研究中亦有不同,而且它们的功能未知。散发性和家族性 KC 的遗传关联性可能是不同的。比如,GWAS 结果显示定位于 HGF 基因上游的 rs3735520 与美国和澳大利亚 KC 发病相关。HGF 基因与高加索人和汉族人的屈光不正相关;来自澳大利亚的 KC 家系研究显示,在 5q23.2 位点处 LOX 基因上的 rsl0519694 和 rs2956540 与 KC 相关;也有报道称,HGF 基因启动子中的 rs3735520 和 LOX 基因中的 rs2956540 与欧洲人群中的 KC 相关。最近的一项 meta 分析显示,在 10 个报道过的 KC 相关基因 / 位点和 KC 之间没有显著性关联,包括 ILIA、IL1B、BIRC8、BHLHB2、LRRN1、KIF26B、VSX1、PPP3CA、3q26.2 和 12p13.3[7]。

通过 20 000 多个样本进行的中央角膜厚度 meta 分析显示,有 27 个与其相关的基因位点[7]。11 个单核苷酸多肽(single nucleotide polymorphism, SNP)与其相关,并且矫正的多重分析发现,其中 6 个 SNP 达到显著水平。位于 ZNF469 基因的上游 100kb 范围内有 11 个与中央角膜厚度相关的基因位点关联性最强。在澳大利亚、英国、克罗地亚、苏格兰、印度、马来西亚、高加索和拉丁裔人群中,在 ZNF469 基因的上游找到 rsl2447690 和 rs993819 两个 SNP 位点与中央角膜厚度密切相关[7]。来自澳大利亚和英国全基因组范围内的研究发现影响基因 ZNF469 和 FOXO1 的两个位点 16q24.2 和 13q11.1 关联性最强[7],然而,对 ZNF469 全基因测序分析显示,该基因在 KC 和高度近视患者中并没有达到显著性水平。来自新加坡的两个 GWAS 研究,报道了两个与亚洲人中央角膜厚度相关的两个遗传区域(RXRA/COL5A1 和 COL8A2)。RXRA(维 A 酸 X 受体 α)是一个与 KC 发病有很好关联度的蛋白编码基因,它参与滑膜生纤维细胞的细胞凋亡途径和细胞器产生和维持。COL5A1 编码 α 链并且调节由Ⅰ型和Ⅴ型胶原组成的异型纤维的组装。COL8A2 编码Ⅷ型胶原的 α2 链,该蛋白质是角膜内皮基底膜的主要成分,并与 α1(Ⅷ)型胶原形成同源或异源三聚体。该基因的缺陷与 Fuchs 角膜内皮营养不良和后部多形性角膜营养不良(PPCD)2 型相关。上述研究结果与欧洲人有关 ZNF469 的研究结果是一致的(该基因编码一个锌指蛋白);它可能作为一个转录因子或者核外调控因子在胶原纤维合成或者胶原纤维组装过程中发挥作用。该基因的一些变异导致脆性角膜综合征。

其他的研究关注于角膜变薄过程中细胞凋亡的重要作用,以及不同 SNPs 与 KC 的关联性分析。meta 分析显示 KC 与位于 RAB3GAP1 附近的 SNP rs4954218 之间有关联,RAB3GAP1 编码 RAB3GAP 酶的催化亚基即 RAB3GTP 酶活化蛋白,这种酶控制神经递质和激素的胞吐作用以及 RAB3 循环。RAB3GAP1 基因变异与常染色体隐性遗传 Martsolf 综合征和 Warburg Micro 综合征相关,后者伴有眼部和神经发育功能障碍。

第五节　组学在圆锥角膜研究中的应用

以往研究通过基因连锁分析和 GWAS 发现多个与 KC 发病高度相关的染色体位点和致病基因。近年来组学应用于 KC 的研究也越来越多。运用组学研究的方法可以比较 KC 和健康角膜在 RNA 水平和蛋白水平的表达差异。但是由于组织类型（泪液或角膜组织）、年龄、疾病严重程度和 KC 发育阶段的差异，不同研究之间结果难以比较。大量研究证据表明 KC 都存在泪液细胞因子不平衡，以及眼表炎症传导介质活跃的现象。在泪膜分析中已鉴定出 1 500 多种蛋白质。与对照组相比，KC 存在较高水平蛋白水解酶活性，同时蛋白水解酶促炎性细胞因子、细胞黏附分子、基质金属蛋白酶（MMP）、糖蛋白和转运蛋白表达升高。尤其白细胞介素 6（IL-6）、肿瘤坏死因子 α（TNF-α）和 MMP9 在 KC 患者泪液和角膜上皮细胞中同步升高[8]。

MMP9 是由角膜上皮基质产生的基质降解酶之一，并受细胞因子 IL-6 调节。环孢素局部应用可有效抑制 IL-6、TNF-α 和 MMP9 等的表达，缓解病情。基于上述数据，人们推测 KC 可能是一种炎症反应，尽管炎症不能直接导致 KC 的发生，但在 KC 发生发展中发挥重要作用。有越来越多的证据也表明系统性炎症改变和全身性氧化应激可能会影响 KC 的微环境。基于 RNA 研究表明，KC 也可能与增殖途径失调和细胞分化有关。促炎和消炎细胞因子间失衡可能导致角膜结构和功能的改变，从而触发金属蛋白酶的增加和角膜细胞凋亡。但是确切的分子机制仍有待阐明。

总之，KC 患者中角膜结构失衡与代谢压力以及细胞凋亡与增殖之间失衡有关。然而，迄今为止，这些研究尚未能鉴定出临床可用的生物标志物以筛选 KC 或评估其严重程度。

第六节　遗传位点的鉴定

连锁分析和 GWAS 研究发现多个与 KC 相关的致病基因，同时也发现多个与 KC 相关的 SNPs 和定位，这对阐明 KC 的遗传实质具有重要贡献。6 个独立被报道的 SNPs 确认与 KC 发病密切相关，其中 2 个位点在 2 项欧洲来源的不同研究中均报道与 KC 密切相关，包括位于 MPDZ 基因上游的 rsl324183 和位于 ZNF469 基因上游的 rsl324183，但是欧洲患者中发现的易感位点是否在亚洲患者中也有关联尚未可知[9]。

与常染色体显性遗传 KC 密切关联的位点有：3pl4-ql3、ql4-q21 和 15q22-q24。2p24 位点与欧洲和西印度群岛的家族性 KC 有关；16q22-q23 位点与芬兰的家族性 KC 有关。应该注意的是，这些区域在其他人群中都没有相关的报道。另外，对与 KC 发病密切相关的下列位点 4q31、5q31、9q34、12p12、14p11、17q24 和 20q12 进行分析发现：9q34 与西班牙的家族 KC 有关；20ql2 与塔斯马尼亚的家族 KC 有关；5q31 位点拷贝数异常（缺失）与常染色体显性 KC 发病有关，患者同时有其他眼部和发育异常[10]。

另外一项研究中，利用 4 代的高加索人大家系，将致病基因定位于 5ql4.3-q21.1 区 8.2MB 的基因组范围内，该区域包括 50 个已知或预测基因。通过基因分型进一步将范围缩小到大约 5MB。连锁群 5q31.1-q35.3 包含了位于 5q 上另外两个位点——5q31 和 5q32-q33，再次证明这一位点与 KC 发病高度相关。相应地 APARC（编码富含半胱氨酸酸性基质相关的蛋白，参与胞外基质的合成和推动细胞形状的改变）和 LOX 基因分别定位于 5q31.3-q32 和 5q23.2，提示两者可能是 KC 的候选致病基因。

与中央角膜厚度相关的 SNPs 中部分与 KC 也密切相关，包括 rs4894535（FNDC3B）、rsl324183（MPDZ-NF1B）、rsl536482（RXRA-COL5A1）、rs7044529（COL5A1）、rs2721051（FOXO1）和 rs9938149（BANP-ZNF469）[7]。此外，连锁分析显示有 6 个染色体位点与散发 KC 相关：2p24、3pl4-ql3、5ql4.3-q21.1、13q32、16q22.3-q23.1 和 20q12。然而并没有从这些位点中鉴定到与其他疾病相关的变异。在家族研究中，通过不同分辨率的全基因组扫描定位到染色体区段 2p24、3pl4-ql3、5ql4.3-q21.1 和 16q22.3-q23.1，同时通过连锁分析鉴定到与 KC 相关的位点 13q32。在一个厄瓜多尔 KC 家庭中，鉴定到三个杂合错义变异与疾病表型共分离，分别是 c.2262A>C（DOCK9 的外显子区域），c.2377-132A>C（IPO5 的内含子区域，其编码参与核质转运的重要的 β 家族的蛋白质）和 c.1053+29G>C（STK24）[11]。

应该指出的是，STK24 基因编码丝氨酸/苏氨酸蛋白激酶，其通过半胱天冬酶裂解成两条链；N 末端片段（MST3/N）位于细胞核并促进程序性细胞死亡。此外，Gln754His 变异（DOCK9 基因中 c.2262A>C

变异)可能负向影响 *VSX1* 编码蛋白的功能和结构。因此，meta 分析在 6 个基因或者位点中发现 8 个白种人中与 KC 显著性相关的遗传标记 SNPs，具体包括 *FNDC3B*、rs4894535、*BANP*、*ZNF469*、rs9938149、*RXRA*、*COL5A1*、rsl536482、*FOXO1*、rs2721051、*COL4A4*、rs2228557、rs2229813、*IMMP2L*、rs214884 和 rs757219。他们也鉴定了 10 个可能与 KC 相关的基因和位点[6]。

第七节　与圆锥角膜有关的特殊基因

KC 遗传学研究发现一些与 KC 发病相关的致病基因，如 *VSX1* 基因、*SOD1* 基因、*DOCK9* 基因和 miRNA184 等(表 2-7-1)。

表 2-7-1　与 KC 发病相关的致病基因

序号	基因	英文全称	中文全称
1	*DOCK9*	dedicator of cytokinesis 9	胞质分裂贡献者 9
2	*FNDC3*	fibronectin type Ⅲ domain containing 3B	纤维连接蛋白Ⅲ型结构域 3B
3	*BPRDM5*	PR/SET domain 5	PR/SET 结构域 5
4	*MPDZ*	multiple PDZ domain crumbs cell polarity complex component	多 PDZ 结构域碎屑细胞极性复合成分
5	*MIR184*	microRNA184	小 RNA*184*
6	*ZNF469*	zinc finger protein 469	锌指蛋白 469
7	*RAB3GAP1*	RAB3 GTPase activating protein catalytic subunit 1	RAB3 GTPase 激活蛋白催化亚基 1
8	*COL6A1*	collagen type Ⅵ alpha 1 chain	Ⅵ型胶原 α1 链
9	*COL8A1*	collagen type Ⅷ alpha 2 chain	Ⅷ型胶原 α2 链
10	*FOXO1*	Fork head box O1	叉头状转录因子 O1
11	*COL4A1*	collagen type Ⅳ alpha 1 chain	Ⅳ型胶原 α1 链
12	*COL4A3*	collagen type Ⅳ alpha 3 chain	Ⅳ型胶原 α3 链
13	*COL8A2*	collagen type Ⅷ alpha 1 chain	Ⅷ型胶原 α1 链
14	*CRX*	cone-rod homeobox	遗传性锥体杆体同源框
15	*RXRA*	retinoid X receptor alpha	维 A 酸 X 受体 α
16	*CRB1*	crumbs 1, cell polarity complex component	碎屑 1, 细胞极性复合物成分
17	*COL5A1*	collagen type Ⅴ alpha 1 chain	Ⅴ型胶原 α1 链
18	*HGF*	hepatocyte growth factor	肝细胞生长因子
19	*SPARC*	secreted protein acidic and cysteine rich	分泌酸性和富含半胱氨酸的蛋白质
20	*VSX1*	visual system homeobox 1	视觉系统同源框 1
21	*LOX*	lysyl oxidase	赖氨酰氧化酶
22	*TGFB1*	transforming growth factor beta	转化生长因子 β
23	*COL1A1*	collagen type Ⅰ alpha 1 chain	Ⅰ型胶原 α1 链
24	*SOD1*	superoxide dismutase 1	超氧化物歧化酶 1

一、*VSX1* 基因

尽管 *VSX1* 基因作为 KC 致病基因的研究结果常常自相矛盾,但很多学者坚持认为 *VSX1* 在 KC 发病中发挥重要作用;某些研究中 *VSX1* 基因不能与 KC 关联上可能是由于种族差异、低变化频率,以及 KC 多因素和多基因特性导致的[12]。

VSX1 基因定位于染色体 20p11-q11 区域内,编码一种作为同源域转录因子的蛋白,该蛋白负责眼的早期发育过程中视锥蛋白的表达和颅面发育过程中细胞的分化;还与控制红绿视觉色素基因簇的核心位点区域连锁;*VSX1* 基因的 5 个外显子编码一个由 365 个氨基酸组成的蛋白,该蛋白具有同源框 DNA 结合域、ceh-10 域和 Chx10/VSX1 域。*VSX1* 基因 mRNA 可在胚胎颅面组织、视网膜内层和角膜中表达。*VSX1* 基因变异可引起视网膜细胞、颅面组织、蝶鞍和角膜内皮细胞发育异常。

以往研究结果显示,*VSX1* 的外显子 2、3 和 4 明显具有更高的变异概率。尽管如此,并不是所有的 *VSX1* 变异都与 KC 有关。*VSX1* 基因变异如 G160D、P247R、L17P、G160V、N151S、D144E、H244R、L159M 和 R166W 可能与 KC 有关。例如,G160D 变异是致病的,而 P247R 变异是不致病的;但是 P247R 似乎与 KC 共分离。关于 D144E 变异在 KC 中的作用也存在争议,因为一些研究认为该位点是致病的,而另一些则被认为不致病。此外,尽管 H244R、L159M 和 R166W 在 KC 患者中被发现,但是它们被认为不足以引起 KC。另外,*VSX1* 基因的 H244R、L159M、R166W 变异以及 D144E 变异的作用都存在争议。最后,在韩国人群中发现了另外两种变异——G160V 和 N151S,但尚未在其他人群中得到证实[13]。

在 KC 中发现的其他 *VSX1* 变异是 Asp144Glu、Leu159Met、Arg166Trp 和 His244Arg。其中 Asp144Glu、Leu159Met 和 Arg166Trp 三个变异,以及 Pro247Arg 和 Gly160Asp 可能与 KC 和脆性角膜综合征有关。*VSX1* 基因其他变异,如错义变异 Leu17Pro、Asn151Ser 和 Gly160Val 以及一种基因内部的多态位点与 KC 有关。此外,Leber 先天性黑矇患者对 KC 易感性是显而易见的,携带 *CRB1* 变异(编码一种定位在部分哺乳动物光感受器内节的蛋白)、*CRX* 变异(编码光感受器中特异表达的转录因子,它参与感光细胞的分化,对正常视锥细胞、视杆细胞功能至关重要)和 *AIPL1* 变异(在光感受器和松果体中表达;它编码芳基 - 碳氢相互作用类蛋白 1,并参与核转运活动)的患者对 KC 有显著的易感性[13]。需要指出的是,*CRB1* 变异除了导致 Leber 先天性黑矇以外,N 端变异还与一种严重的视网膜色素变性(*RP12*)有关,*CRX* 变异与感光细胞变性、LCA Ⅲ型和常染色体显性锥杆营养不良 2 型有关,而 20% 的常染色体隐性 Leber 先天性黑矇由 *AIPL1* 变异导致。

根据以往的报道,*VSX1* 基因突变与角膜内皮营养不良、Fuchs 内皮营养不良和多形性角膜内皮营养不良(posterior polymorphous corneal dystrophy, PPCD)的发病有关。PPCD 是一种典型的双侧遗传性角膜营养不良,其特征是不对称性的后弹力层和角膜内皮异常。据报道,PPCD 与 KC 发病相关。它具有典型的基因异质性,1/3 的 PPCD 病例与 *AIPL1* 基因上 PPCD3 位点变异有关。PPCD 还与角膜中 *COL4A3* 基因(编码胶原蛋白Ⅳ型 α3 链)表达有关。同样,*COL8A2* 基因变异也与 PPCD 和 Fuchs 有关。最后,染色体 20p11-q11 区域与 PPCD1 发病相关,而 *VSX1* 基因变异与 PPCD1 和 KC 有关。

二、*SOD1* 基因

尽管 *SOD1* 基因与 KC 没有明确的联系,但它在 KC 的病理改变中起一定作用;*SOD1* 基因突变也与肌萎缩侧索硬化症有关。研究发现 SOD1 酶结合锌和铜离子,破坏游离的超氧自由基,从而保护细胞免受损伤。值得注意的是,KC 患者角膜与健康角膜之间的超氧化物歧化酶同工酶的分布存在差异[14]。

SOD1 基因定位于染色体 21q22.11 区域,编码超氧化物歧化酶。*SOD1* 内含子 2 上 7 个碱基缺失变异(IVS2+50del7 bp)与 KC 密切相关;mRNA 分析显示,在 3 例 KC 患者中,该变异导致两个额外的转录变异体,该变异体缺少 SOD1 酶活性,同时在 *SOD1* 基因内含子 2 靠近 5' 端剪切位点附近发现缺失。而 *SOD1* 基因外显子 2 或 2+3 的跳过导致蛋白表达较弱或根本不表达,进而会降低酶的水平和活性。21 号染色体的变异可能与角膜的氧化应激有关,而 21 号染色体三体综合征患者的 KC 风险也增加。

SOD1 基因与氧化应激相关。氧化应激、光照和高代谢活性有助于活性氧（reactive oxygen species，ROS）的产生，而人眼对氧化应激特别脆弱。有三种超氧化物歧化酶（SOD）同工酶（SOD1、SOD2 和 SOD3），它们分别位于线粒体基质、胞质和细胞外空间中，并通过催化超氧化物自由基的歧化来触发产生过氧化氢。在 KC 患者体内，这些抗氧化酶的改变导致一氧化氮和脂质过氧化途径的副产物增加，进而 ROS 水平升高，导致线粒体膜电位降低，角膜成纤维细胞凋亡，以及氧化损伤，从而导致蛋白质表达的上调、酶的降解、细胞功能障碍，以及 DNA 损伤。

三、*ZNF469* 基因

ZNF469 是一个双外显子基因，编码一个由 3925 个氨基酸残基组成的分子量 413kDa 蛋白。它存在于人类角膜以及各种组织中。*ZNF469* 基因与 *COL1A1*（编码在角膜中很丰富的 I 型胶原的前 α1 链）、*COL1A2*（编码在角膜中也很丰富的 I 型胶原的前 α2 链）和 *COL4A1*（编码基底膜组成部分Ⅳ型胶原的前 α1 链）的螺旋部分有 30% 的序列相似性。*COL1A1*、*COL1A2* 和 *COL4A1* 基因在角膜中高度表达。

ZNF469 基因的 C 端有 5 个典型的 C2H2 锌指结构域（ZNFs），组成蛋白最重要的部分；ZNFs 是序列特异性 DNA 结合功能域，它调控某些特定转录过程。尽管 *ZNF469* 基因的作用还没有被很好阐明，但有证据表明它调控细胞外基质的发育和维持。*ZNF469* 基因也可能是调控人类角膜胶原纤维合成和排布的转录因子或核外调节因子。胶原纤维的这种排布与 *PRDM5* 基因（编码 PR 结构域蛋白家族的转录因子）相关；*PRDM5* 的杂合子变异与轻度中央角膜厚度（480~505μm）、KC 以及蓝色巩膜相关。

ZNF469 基因与脆性角膜综合征（brittle cornea syndrome，BCS）相关。BCS 是一种以角膜变薄和脆化为特征的病变，即使在轻微创伤后也会有进展进而导致失明的严重后果。BCS 与 *ZNF469* 纯合变异相关，该病是一种常染色体隐性遗传的广泛性结缔组织疾病，伴有角膜极度变薄（220~450μm），导致高风险的角膜破裂。BCS 的其他常见特征包括耳聋、联合感觉剥夺、关节过度活动，以及其他结缔组织疾病特征，包括脊柱侧弯。

目前发现有两种类型的 BCS。BCS1 型（OMIM#229200）具有上述所有特征，是 *ZNF469* 基因纯合变异的结果。如前所述，该基因最初定位于染色体 16q24 区域，同时已有 5 个 *ZNF469* 纯合变异的报道：一个纯合移码变异 p.Gln3178ArgfsX23、p.Gln1392X、p.Phe717SerfsX14、p.Gln1757X 和纯合错义突变 p.Cys3339Tyr。BCS2 型是一种由 *PRMD5* 基因变异引起的常染色体隐性遗传病。不同的种族患者中，*ZNF469* 基因多种变异已被报道与单纯 KC 和 BCS1 型风险增加有关（23% 患者来自新西兰，12.5% 患者来自三个不同研究背景的欧洲人群和 50% 患者来自毛利或波利尼西亚）。据报道，在波利尼西亚人群中，23% 的 KC 患者 *ZNF469* 基因中存在罕见错义变异[15]。

四、转化生长因子 β 途径和 *TGFBI* 基因

TGFβ（转化生长因子 β）途径通过调节细胞外基质变化，从而导致 KC。TGFβ 由三种亚型组成：TGFβ1、TGFβ2 和 TGFβ3，并与 TGFβ 受体结合（TGFβ 受体也存在三种不同的亚型）。TGFβ1 在肌成纤维细胞分化增殖、创伤愈合、角质细胞活化、趋化和角膜营养不良等方面发挥作用。虽然免疫荧光研究中未发现 TGFβ2 水平升高，但 KC 患者体液中 TGFβ2 水平是升高的[16]。

另一个可能与 KC 相关的基因是 *TGFBI*（转化生长因子 β 诱导），它编码与 I 型、Ⅱ型和Ⅳ型胶原结合的蛋白 βig-h3，并参与细胞胶原相互作用。βig-h3 参与角膜基质的发育，参与细胞的运动、黏附，以及与细胞外基质的相互作用。KC 患者中 βig-h3 蛋白在细胞外基质和上皮细胞中表达降低，提示 *TGFBI* 基因与 KC 发病有关。在一名中国散发 KC 患者中发现 *TGFBI* 基因第 12 外显子 p.Gly535X 变异，提示 *TGFBI* 基因在 KC 中的作用[17]。但是，这一结果在其他研究中尚未得到验证，*TGFBI* 和 KC 之间的关系也尚未明确。

KC 患者角膜组织中细胞核因子 κβ（NF-κβ）、抗炎标志物转化生长因子 β（TGF-β）、白细胞介素 6

（IL-6）、肿瘤坏死因子α（TNF-α）表达增加。TGF-β与角膜营养不良有关，而在KC中存在异常的TGF-β信号通路。TGF-β配体与TGF-β R1结合，再与TGF-β R2形成二聚体，刺激SMAD2/3的磷酸化；然后转移到细胞核内，激活受TGF-β调控基因的转录。TGF-β信号通路受SMAD6和SMAD7负调控。SMAD6和SMAD7的作用是竞争性与受体调控的SMAD3的结合，结合组蛋白去乙酰化酶，抑制TGF-β应答基因的转录，促进泛素E3连接酶的组装，而泛素E3连接酶负责TGF-β受体的降解。TGF-β1、TGF-β2和TGFβ3是TGF-β的三种异构体，它们调节基质金属蛋白酶表达，最终分化为肌成纤维细胞和调节细胞外基质重构。此外，TGF-β1和TGF-β2有助于刺激损伤后的促纤维化反应，而TGF-β3具有抗纤维化作用。最后，TGF-β3可以刺激人体KC细胞组装正常基质[18]。

五、长链非编码RNA在圆锥角膜中的作用

长链非编码RNA（lncRNA）是指长度至少有200bp但是不编码蛋白质的一类RNA分子。已有研究表明一些lncRNA与KC发病密切相关[19]。最近统计显示在人体内至少有200 000个lncRNA的转录本。虽然它们的功能还不清楚，但是它们被认为是转录组强大的调控者。lncRNA被发现在病理和生理层面的转录水平和转录后水平上调控基因表达，参与转录、翻译、蛋白定位、剪切、印记、干细胞多能性、迁移、氧化应激、损失后愈合、细胞周期和凋亡过程。

近年来，通过分离受KC影响的上皮和角质形成细胞进行RNA表达谱和RNA转录组分析，并与正常人进行对比，寻找在KC患者和正常人中差异表达的RNA分子，同时也分析在lncRNA-RNA复合物中lncRNA的潜在作用。这些研究发现AQP5、lnc-WNT4-2：1、lnc-ALDH3A2-2：1、SFRP1和CTGF等基因以及WNT、TGF-β和PI3K/AKT通路在KC中发挥重要作用。此外，也鉴定了很多与KC有关的编码和非编码RNA[19]。

lncRNA-RNA复合物影响超过50 000多个已知转录本。生物信息分析找到870个lncRNA，其中包含一些可能与KC相关的基因；也有一些基因在氧化应激状态下会差异表达。比如，lnc-ALDH3A2-2：1的表达在氧化应激下升高三倍多。lncALDH3A2-2：1的序列与ALDH3A1最后一个外显子序列有重叠，借此改变蛋白水平，但不影响mRNA水平。WNT信号转导通路是正常角膜发育必须的通路，WNT7B和WNT10A的变异与中央角膜厚度和KC有关。此外，近期基于RNA-seq研究结果表明在KC的角膜上皮中WNT信号通路紊乱。lnc-WNT4-2：1（有义转录本与WNT4基因的5号外显子重叠）表达量在KC内是升高的。最后，KC的角膜中WNT4基因mRNA变化能显著消除lnc-WNT4-2：1在调控WNT信号通路中的作用[19]。

六、microRNAs和miRNA184在圆锥角膜中的作用

基因表达也受到microRNA（miRNA）的调控。miRNA是一类长度为19~25bp的调控mRNA的降解和翻译的单链非编码RNAs。它能够结合到mRNA的3'端UTR区。miRNA变异能引起疾病，这些变异位点也可能是治疗靶点；此外，miRNA通过调控基因的mRNA来影响不同的器官和组织中蛋白的丰度。miRNA184主要在晶状体和角膜中表达，定位于角膜内皮层、上皮基底膜和基底细胞层，但在角膜缘或结膜上皮中不表达。miRNA184竞争性结合miRNA205，从而抑制miRNA205与其调控mRNA的结合，导致miRNA205调控的mRNA不能正常翻译成ITGB4蛋白和INPPL1蛋白。

染色体上特定位置存在有大量的miRNAs与KC发病密切相关。他们的目的基因包括MBNL2和ZIC5。MBNL2基因编码一个调控pre-mRNAs可变剪切的C3H样锌指蛋白，MBNL2是miRNA548ab和miRNA5688的靶基因，而ZIC5是miRNA568的靶基因。miRNA548的染色体区段（该定位人群是西欧白人）是8q13.1-q21.11。最后，SMAD2也是miRNA568的靶基因。

另外一个特别的变异，是在KC患者中发现的位于15q25.1的miRNA184的5.5Mb连锁区；这个复合杂合变异是在一个患有前极性白内障和KC的北爱尔兰家庭中发现的[20]。两个KC患者在miRNA184的区域被发现有两个复合杂合变异（+3A>G和+8C>A）。

KC变异与EDICT综合征相关区域连锁。EDICT是以先天性白内障为特征的常染色体显性遗传综

合征,伴有基质变薄、KC、虹膜发育不全和内皮营养不良。在某些家庭中 EDICT 综合征和 KC 是由相同的变异引起的(c.57C>T)。然而,虽然 miRNA184 的变异可以引起先天性白内障,但是这些变异对于角膜的影响是有差异的。在西班牙的加利西亚家庭中发现相同的变异,引起的主要症状是严重的 KC、先天性白内障和非扩张性角膜变薄。因此,不论是否出现其他晶状体和角膜缺陷,miRNA184 的变异都与 KC 有关。

七、圆锥角膜与线粒体 DNA

线粒体在细胞周期、细胞信号转导、分化、死亡和生长等过程中发挥重要作用,也是内源性活性氧(reactive oxygen species ROS)的重要来源。线粒体有自己的基因组;线粒体 DNA(mtDNA)是母系遗传的,具有典型的重组缺失和高变异率。某些 mtDNA 多态性可能会导致某些疾病的发生。这些疾病集中在眼睛上,包括 Leber 遗传性视神经病变(LHON)、2 型糖尿病和 Wolfram 综合征、慢性进行性眼外肌麻痹、色素性视网膜病。线粒体单倍群 H 和 R 与沙特患者发生 KC 的风险增加有关[21]。

线粒体异常参与 KC 的发生是有实验证据的。与对照组相比,KC 患者的白细胞 mtDNA 水平显著降低[22]。KC 患者角膜也有较低 mtDNA/nDNA 的比率,与正常角膜相比,mtDNA 的损伤程度也较高。

八、其他与圆锥角膜相关的基因

另有报道发现 DOCK9 基因、ZEB1 基因、FLG 基因、COL4A3 基因、COL4A1 基因和 COL4A2 等基因的变异也与 KC 发病密切相关。

第八节　亚洲圆锥角膜遗传学特点

1.6% 印度 KC 患者中发现携带 VSX1 基因变异;VSX1 致病变异在 KC 家系中存在外显不全的情况。令人惊讶的是,研究人群的偶然选择或婚配相对局限的地区 KC 家族 VSX1 变异频率高达 25%。相反,在 KC 孤立病例中不存在 VSX1 变异,这都暗示 VSX1 基因的遗传复杂性和争议性。在巴基斯坦,AIPL1 基因变异与 Leber 先天性黑矇(LCA)和 KC 相关。VSX1 基因中的两个错义变异(p.R166W 和 p.H244R)可能对 KC 具有致病性影响。然而在西南伊朗,KC 患者以及健康对照者都发现携带 p.H244R 变异。来自沙特阿拉伯 KC 患者群中没有发现致病性 VSX1 变异。尽管 5.3% 韩国 KC 患者中存在 VSX1 致病变异,但是在其他研究中还没有得到进一步佐证。在犹太 KC 家系中发现携带 VSX1 错义变异 p.D144E,该变异的携带者也表现有角膜改变。虽然在沙特 KC 患者中没有发现 SOD1 基因致病性变异,也有报道伊朗人群中该基因内含子缺失与家族性 KC 相关[23]。在印度 KC 患者中发现线粒体复合体 1 基因的 84 个核苷酸变异。来自沙特阿拉伯 KC 患者中观察到线粒体单倍体 H 和 R,但在汉族人群 KC 患者中没有发现。两个独立研究报告表明,IL1B 启动子多态性与韩国人和日本人 KC 有关。

基于欧洲和亚洲人群 GWAS 分析发现多个与中央角膜厚度和 KC 有关的基因突变位点。在汉族人群中 VSX1 和 IL1A 基因的多态性标签(tSNPs)与 KC 高风险有关。基于亚洲新加坡人第一个全基因组范围的角膜曲率调查,发现 FRAP1 和 PDGFRA 变异与 KC 有关。亚洲和欧洲血统人群研究发现 FOXO1 和 FNDC3B 基因变异与 KC 患病有关。基于伊朗人群评估 KC 患者发现,COL4A4(rs2229813)和 LOX(rs1800449)多态性是 KC 发生的高风险因素。

基于亚洲华人、马来西亚人和印度人共计 10 008 个样本角膜曲率进行一项独立 GWAS 分析,鉴定出两个与角膜曲率变化相关基因位点:位于 1p36.2 上的 FRAP1 基因和 4q12 上 PDGFRA 基因[24]。同时,mtDNA 参与线粒体活性氧的产生,mtDNA 完整性的下降和 mtDNA 转录水平的升高与 KC 有关[22]。尽管在沙特阿拉伯 KC 患者中发现线粒体单倍体 H 和 R,但是另外一项研究表明 mtDNA 拷贝数(而非单倍组)与 KC 有关。

第九节　中国圆锥角膜遗传学研究

IL1 基因多态性与汉族人群 KC 风险相关。在 KC 形成之前 *IL1* 基因水平的改变可能诱导角膜细胞凋亡。致病基因 *TGFBI* 多态性已被证明与中国汉族 KC 发生有关, *TGFBI* 在组织损伤和修复过程中与细胞外基质蛋白相互作用, 同时在 KC 发病中发挥作用。中国北方汉族 KC 患者研究中, 发现 6 个 SNPs: rs4894535(*FNDC3B*)、rs3735520(*HGF*)、rs1324183(*MPDZ-NF1B*)、rs1536482(*RXRA-COL5A1*)、rs7044529(*COL5A1*)和 rs9938149(*BANP-ZNF49*), 其中 *MPDZ-NF1B* 的 SNP rs1324183 与 KC 风险增加有关(*OR*=3.1)[22]。在汉族 KC 患者中还发现候选基因 *VSX1* 和 *IL1A* 遗传变异。

结　　论

本部分着重于 KC 的遗传基础及与其相关的不同综合征。数据主要来自 GWAS、SNP 研究和遗传位点鉴定。重点放在与 KC 相关最明确的基因如 *VSX1* 基因等。目前, 共鉴定了 18 种不同的 KC 疾病和临床体征, 报道了相对明确的 24 种不同的基因 / 基因位点; 每种症状都与 3~14 个确定的 KC 基因相关。此外, 还鉴定了与 KC 相关基因有关联的多种疾病 / 综合征, 并与 24 种鉴定的 KC 基因相互对应。

（杨丽萍）

参 考 文 献

1. LOUKOVITIS E, SFAKIANAKIS K, SYRMAKESI P, et al. Genetic aspects of keratoconus: a literature review exploring potential genetic contributions and possible genetic relationships with comorbidities. Ophthalmol Ther, 2018, 7(2): 263-292.

2. HAO X D, CHEN P, CHEN Z L, et al. Evaluating the association between keratoconus and reported genetic loci in a Han Chinese population. Ophthalmic Genet, 2015, 36(2): 132-136

3. WANG Y, RABINOWITZ Y, ROTTER J H Y. Genetic epidemiological study of keratoconus: evidence for major gene determination. Am J Med Genet, 2000, 93(5): 403-409.

4. KLEIN A P. Heritability analysis of spherical equivalent, axial length, corneal curvature, and anterior chamber depth in the Beaver Dam Eye Study. Arch Ophthalmol, 2009, 127(5): 649-655.

5. DROITCOURT C, TOUBOUL D, GED C, et al. A prospective study of filaggrin null mutations in keratoconus patients with or without atopic disorders. Dermatology, 2011, 4: 336-341.

6. RONG SS, MA STU, YU XT, et al. Genetic associations for keratoconus: a systematic review and meta-analysis. Sci Rep, 2017, 7(1): 4620.

7. LU Y, VITART V, BURDON KP, et al. Genome-wide association analyses identify multiple loci associated with central corneal thickness and keratoconus. Nat Genet. 2013, 45(2): 155-163.

8. BALASUBRAMANIAN SA, MOHAN S, PYE DC, et al. Proteases, proteolysis and inflammatory molecules in the tears of people with keratoconus. Acta Ophthalmol, 2012, 90(4): e303-309.

9. KOK YO, TAN GFL, LOON SC. Review: keratoconus in Asia. Cornea, 2012, 31(5): 581-593.

10. ROSENFELD JA, DRAUTZ JM, CLERICUZIO CL, et al. Deletions and duplications of developmental pathway genes in 5q31 contribute to abnormal phenotypes. Am J Med Genet, 2011, 155A(8): 1906-1916.

11. GAJECKA M, RADHAKRISHNA U, WINTERS D, et al. Localization of a gene for keratoconus to a 5. 6-Mb interval on 13q32. Invest Ophthalmol Vis Sci, 2009, 50(4): 1531-1519.

12. MCGHEE CN. 2008 Sir Norman McAlister Gregg Lecture: 150 years of practical observations on the conical cornea—what have we learned? Clin Exp Ophthalmol, 2009, 37(2): 160-176.

13. MOK JW, BAEK SJ, JOO CK. *VSX1* gene variants are associated with keratoconus in unrelated Korean patients. J Hum Genet, 2008, 53(9): 842-849.

14. BEHNDIG A, KARLSSON K, JOHANSSON BO, et al. Superoxide dismutase isoenzymes in the normal and diseased human cornea. Invest Ophthalmol Vis Sci, 2001, 42(10): 2293-2296.

15. VINCENT AL, JORDAN CA, CADZOW MJ, et al. Mutations in the zinc finger protein gene, ZNF469, contribute to the pathogenesis of keratoconus. Invest Ophthalmol Vis Sci, 2014, 55(9): 5629-5635.

16. BYKHOVSKAYA Y, CANEDO ALC, WRIGHT KW, et al. C. 57 C[T mutation in MIR184 is responsible for congenital cataracts and corneal abnormalities in a five-generation family from Galicia, Spain. Ophthalmic Genet, 2013, 36(3): 244-247.

17. GUAN T, LIU C, MA Z, et al. The point mutation and polymorphism in keratoconus candidate gene TGFBI in Chinese population. Gene, 2012, 503(1): 137-139.

18. WADDINGTON SN, CROSSLEY R, SHEARD V, Howe SJ, et al. Gene delivery of a mutant TGFβ3 reduces markers of scar tissue formation after cutaneous wounding. Mol Ther, 2010, 18(12): 2104-2111.

19. KHALED ML, BYKHOVSKAYA Y, YABLONSKI SER, et al. Differential expression of coding and long noncoding RNAs in keratoconus affected corneas. Invest Ophthalmol Vis Sci, 2018, 59(7): 2717-2728.

20. HUGHES AE, DASH DP, JACKSON AJ, et al. Familial keratoconus with cataract: linkage to the long arm of chromosome 15 and exclusion of candidate genes. Investig Opthalmol Vis Sci, 2003, 44(12): 5063-5066.

21. ABU-AMERO KK, AL-MUAMMAR AM, KONDKAR AA. Genetics of keratoconus: where do we stand? J Ophthalmol, 2014, 2014: 1-11.

22. HAO XD, CHEN P, WANG Y, et al. Mitochondrial DNA copy number, but not haplogroup is associated with keratoconus in Han Chinese population. Exp Eye Res, 2015, 132: 59-63.

23. UDAR N, ATILANO SR, SMALL K, et al. SOD1 haplotypes in familial keratoconus. Cornea, 2009, 28(8): 902-907.

24. HAN S, CHEN P, FAN Q, et al. Association of variants in FRAP1 and PDGFRA with corneal curvature in Asian populations from Singapore. Hum Mol Genet, 2011, 20(18): 3693-3698.

第三章

圆锥角膜的组织病理学

圆锥角膜是一种具有一定家族遗传性倾向的变性性角膜疾患，其临床表现、病程特点及对眼部屈光状态及眼球壁功能的影响，前文已经做了详细的描述。临床医生依据裂隙灯显微镜、角膜地形图等检查结果，可以给出明确的诊断。

圆锥角膜临床病程多为进展性，随角膜病变的进展，在不同的阶段其组织病理学表现的特点也有所不同[1]。圆锥角膜的病理组织学研究，依赖于角膜标本的获取。临床医生依据圆锥角膜患者就诊时的角膜状态，采用了不同的医疗干预方式，尽可能保留患者自身角膜。由于材料来源较为不易，故对于圆锥角膜的研究面临的困难与其他的病理学研究类似。

目前，随着角膜移植手术技术及临床设备的发展，角膜移植技术成为目前临床最有效的治疗晚期圆锥角膜的手段。依据圆锥角膜的临床表现、对视力的影响，尤其是角膜病变的程度制订角膜移植的手术术式，常见如板层角膜移植、深板层角膜移植或穿透性角膜移植。

角膜移植手术技术的不断进步，使得病理医生可以有更多的机会得到不同时期病变角膜的标本，从组织学水平观察不同时期圆锥角膜的病理组织学特点，了解角膜病变的过程，为临床医生对照了解圆锥角膜的临床疾病特点提供了组织学证据[2]。同时，组织病理学、免疫组织化学、基因测序等现代病理学技术的介入，使研究者和医生在不同层面对圆锥角膜这种疾病有了更全面的认知[3]。

本章将重点描述光镜下所观察到的圆锥角膜的组织病理学特点。

第一节 大体标本显示

1. 角膜中央区变薄，曲率增加，使得角膜局部膨隆成圆锥状，多数病例，圆锥的顶端偏向颞下或鼻下方。

2. 圆锥累及的角膜基质内透明性降低，后弹力层和／或前弹力层破裂可形成瘢痕及放射状皱褶（Vogt 线）。

3. 圆锥基底棕色线条或线圈（Fleischer 环）。

4. 中央部角膜水肿。

第二节 组织病理学改变

1. 角膜中央区域组织变薄，上皮层变薄，上皮细胞排列不规则，部分细胞胞体拉长，中央部前弹力层结构混乱。圆锥顶端周围，可见角膜基质细胞进入前弹力层[4]；前弹力层厚薄不一，部分断离。前弹力层断离处，角膜上皮细胞基底层与角膜基质层直接相邻。

2．角膜圆锥顶端，上皮细胞内，尤其在上皮细胞基底层或翼细胞内，可检出铁离子成分（Fleischer 环）。

3．有报道指出：角膜上皮层内酸性磷酸酶、乙酰酯酶和酸性脂肪酶的含量增加，尤其表现在上皮细胞基底层。

4．角膜基质细胞变性，胶原纤维分布不均匀成团块状。角膜基质水肿。

5．可能出现后弹力层油滴状变（Guttata）。内皮细胞层变薄，内皮细胞密度明显降低。

6．后弹力层破裂，后弹力层与角膜内皮层断裂、翻卷。此时临床上出现比较严重的急性角膜水肿（图 3-2-1~ 图 3-2-4）。

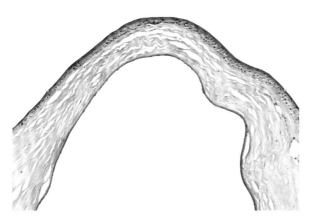

图 3-2-1　角膜中央区变薄，上皮层厚薄不均，前弹力层消失；角膜基质水肿，角膜内皮细胞密度降低（石蜡切片，PAS，4×）

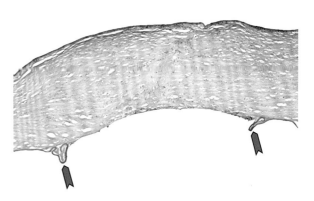

图 3-2-2　角膜基质细胞变性，胶原纤维分布不均匀成团块状，角膜基质水肿，后弹力层破裂，后弹力层与角膜内皮层断裂、翻卷（蓝色箭头）（石蜡切片，PAS，4×）

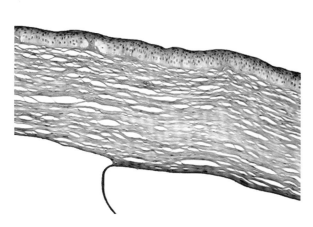

图 3-2-3　上皮细胞排列不规则，角膜基质细胞进入前弹力层，前弹力层厚薄不一，部分断离（石蜡切片，PAS，4×）

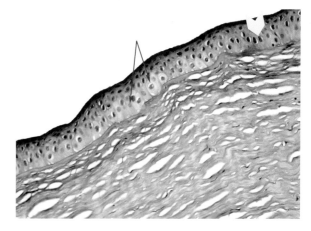

图 3-2-4　部分角膜上皮基底细胞胞体拉长（红色箭头），中央部前弹力层结构混乱，前弹力层断离处，角膜上皮细胞基底层与角膜基质层直接相邻（黄色箭头）（石蜡切片，PAS，40×）

（王　薇）

参 考 文 献

1. MYRON YANNOFF, JOSEPH W. Ocular Pathology. 6th ed. Sassani: MOSBY, 2009.

2. BOURGES J L, SAVOLDELLI M, DOGJOERP P, et al. Recurrence of keratocomus characteristics: A clinical and histologic

follow-up analysis of donor grafts. Ophthalmology, 2003, 110(10): 1920-1925.

3. MATHEW J H, GOOSEY J D, BERGMANSON J P. Quantified histopathology of the keratoconic cornea. Optom Vis Sci, 2011, 88(8): 988-997.

4. CHAERKADY R, SHAO H, SCOTT S G, et al. The keratoconus corneal proteome: loss of epithelial integrity and stromal degeneration. J Proteome, 2013, 87: 122-131.

第四章

角膜生物力学特性

角膜占整个眼球屈光力的 70%,其轻微的形态改变即可导致眼屈光状态的显著改变。而角膜生物力学(corneal biomechanics)的完整性,是维持角膜形态的重要前提。正常角膜的生物力学研究表明,角膜是一个复杂的异向性复合体,具有非线性弹性和黏弹性(viscoelasticity)属性。它的生物力学属性是由各种不同物质,如胶原纤维和阴离子细胞外基质相互作用所决定。

第一节　角膜组织结构与生物力学的关系

组织学研究发现角膜由五层结构组成,分别是上皮层、前弹力层、基质层、后弹力层及内皮层。角膜上皮细胞层对于角膜抗张强度贡献较小,移除角膜上皮细胞后,几乎不影响角膜前表面曲率[1]。前弹力层厚约 8~12μm,是一层均匀无结构的透明薄膜,由胶原纤维互相交织构成,它对于角膜生物力学的作用仍存在争议。前弹力层在结构上独立于基质层,有研究证实移除前弹力层并不会导致可测量的角膜机械属性的改变[2]。后弹力层是角膜内皮细胞的基底膜,它的可延展性和低硬度使其可以缓冲一定范围内的眼压作用[3]。

角膜基质层厚度占全角膜厚度的 90%,是角膜负载眼压的主要结构。角膜基质层由平行排列的胶原纤维板层组成,这些胶原纤维板层在角膜中央大约有 250 层,周边可达到 500 层左右。为了保证角膜的透明性,直径小于光的波长且高度均一的胶原纤维组成了平行排列的胶原纤维束,进一步构成了宽约 10~200μm、厚度约为 1~2.5μm 的胶原纤维板层。胶原纤维板层间由蛋白多糖(proteoglycans, PGs)、黏多糖(glycosaminoglycans, GAGs)又称氨基葡聚糖连接,并散在分布着少量由成纤维细胞分化而来的角膜细胞[4-6]。角膜基质层的微观结构在不同深度上并不均匀,前部角膜胶原纤维间的连接更为紧密,导致前部角膜的硬度更高,对角膜生物力学的贡献较后部角膜更大。角膜胶原纤维板层在角膜中央呈垂直排列,而在周边呈环状排列(图 4-1-1)[7]。

尽管角膜上皮层及角膜内皮细胞层对角膜生物力学的贡献很小,但角膜上皮层及内皮层结构的完整性以及良好的功能,保证了角膜基质层处于正常的生理状态,即合适的水合程度保证了角膜的透明性,其渗透压对角膜组织黏弹性有重要影响[8]。

角膜是一种生物学材料,具备复杂精巧的组织学结构,离体的角膜生物力学实验揭示了角膜特有的非线性、各向相异性、黏弹性及空间异质性等生物力学特性[9-12]。图 4-1-2 所示为

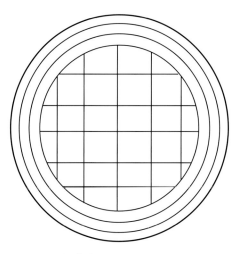

图 4-1-1　角膜胶原纤维排列模式图,中央呈垂直排列、周边呈环形排列

弹性材料与黏弹性材料的应力 - 应变曲线（stress-strain curve）[13]。由于角膜的黏弹性等生物学特性，准确测量角膜生物力学特性一直是一项挑战。

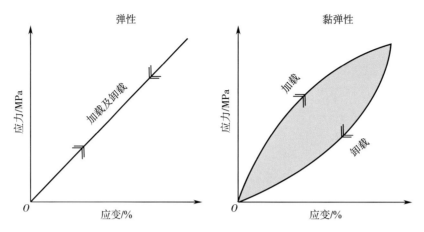

图 4-1-2　弹性和黏弹性材料的应力 - 应变曲线图：角膜属于黏弹性材料，加载和
卸载曲线之间的区域即角膜滞后量

总之，角膜胶原纤维的特性、排列方式及相互作用共同构成了角膜的生物力学特性，在多种疾病状态或角膜手术后，角膜生物力学都会发生相应改变。对角膜生物力学特性进行准确评估，有助于对疾病的诊断、随访以及角膜屈光术后角膜稳定性的监测。

第二节　作用力的平衡与失衡

几种不同形式的作用力参与维持角膜形态的稳定，当整个角膜基质层受到严重挤压时，基质层氨基葡聚糖的亲水性使角膜产生负基质间液压，这就导致基质间出现膨胀压（swelling pressure）。正常状态下，眼压维持的向心力及板层间张力可以对抗这种膨胀压，并且泪膜的蒸发作用、上皮细胞和内皮细胞的屏障作用以及内皮细胞的主动运输作用都参与平衡这种膨胀压。角膜基质板层间黏合力也可进一步对抗基质层膨胀时胶原纤维间的扩张力，基质板层间黏合力和胶原纤维交联作用在前部及周边基质层分布较大，可以向下方板层传递向心作用力。

当实施近视激光角膜屈光手术进行中央角膜基质板层消融或切割时，如果按照单纯的弹性模型分析，残余角膜基质会出现向前膨隆，导致角膜表面变陡。但是，角膜中央消融或切割不仅去除了部分板层角膜基质，同时也释放了残余周边部分角膜基质的板层间张力，降低了对局部角膜膨胀压的对抗作用，从而导致周边角膜基质层增厚。此外，由于前部基质的板层间黏合力和胶原纤维交联作用较强，角膜中央基质消融削弱了这两种作用形式传递的向心作用力，残余角膜基质趋向于中央区变平，即向远视方向发展（图 4-2-1）[14]。

研究证明，角膜中央区变平坦程度，相较于激光基质消融方式，与角膜周边增厚关联更加密切。角膜中央曲率改变不仅与基质消融深度有关，也与基质间液压分布的改变以及上皮 - 基质间损伤修复作用相关。当消融深度限制于中央前部基质时，角膜中央区变平坦的趋势占据主导，随着消融深度的增加，角膜抵御眼压的弹性强度下降，由于眼压的作用导致角膜变陡，此两种过程的分界阈值具有重要临床意义。

角膜膨隆（corneal ectasia）及圆锥角膜是角膜抗张强度（tensile strength）与眼压双重因素作用的结果，任何因素导致角膜抗张强度降低或眼压相对偏高都是导致角膜膨隆的危险因素。圆锥角膜与正常角膜相比，其基质细胞密度低、细胞核体积小、胶原板层数量少、成纤维细胞降解更明显[15]。除此之外，胶原板层总体结构也因此发生了改变：胶原纤维分布欠规则，其方向与健康的角膜明显不同[16]，并且急

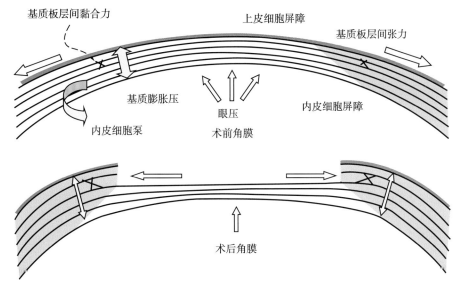

图 4-2-1 术前以及术后角膜作用力分布

性圆锥顶点可见胶原纤维部分断裂、液化或者消失[17]。角膜变薄是由基质胶原纤维数量减少和细胞外基质结构改变导致。当胶原的机械抵抗力不足以平衡眼压时，可能出现胶原断裂伴发急性圆锥[18-20]。

关于眼压的作用，我们以往的研究证明，近视准分子激光原位角膜磨镶术（laser in situ keratomileusis，LASIK）术前眼压相对偏高（但仍处于正常范围内）容易导致术后出现进行性角膜前、后表面前凸，导致角膜膨隆，术后降低眼压或许是预防术后近视性屈光回退的有效方法[21]。我们及国内外作者，都曾报道应用降眼压药物，平衡角膜抗张强度与眼压，预防及逆转近视角膜屈光术后角膜前凸的病例，达到治疗近视性屈光回退的目的[22]。

（袁翌斐　陈跃国）

参 考 文 献

1. LITWIN KL, MOREIRA H, OHADI C, et al. Changes in corneal curvature at different excimer laser ablative depths. Am J Ophthalmol, 1991, 111(3): 382-384.

2. SEILER T, MATALLANA M, SENDLER S, et al. Does Bowman's layer determine the biomechanical properties of the cornea? Refract Corneal Surg, 1992, 8(2): 139-142.

3. JUE B, MAURICE DM. The mechanical properties of the rabbit and human cornea. J Biomech, 1986, 19(10): 847-853.

4. RADNER W, ZEHETMAYER M, AUFREITER R, et al. Interlacing and cross-angle distribution of collagen lamellae in the human cornea. Cornea, 1998, 17(5): 537-543.

5. HAMADA R, GIRAUD J P, GRAF B, et al. Analytical and statistical study of the lamellae, keratocytes and collagen fibrils of the central region of the normal human cornea.(Light and electron microscopy). Arch Ophtalmol Rev Gen Ophtalmol, 1972, 32(8): 563-570.

6. LINDA J MÜLLER, PELS E, SCHURMANS L R H M, et al. A new three-dimensional model of the organization of proteoglycans and collagen fibrils in the human corneal stroma[J]. Experimental Eye Research, 2004, 78(3): 493-501.

7. BOOTE C, DENNIS S, HUANG Y, et al. Lamellar orientation in human cornea in relation to mechanical properties. Journal of Structural Biology, 2005, 149(1): 1-6.

8. KLING S, MARCOS S. Effect of hydration state and storage media on corneal biomechanical response from in vitro inflation tests. J Refract Surg, 2013, 29(7): 490-497.

9. ZENG Y, YANG J, HUANG K, et al. A comparison of biomechanical properties between human and porcine cornea[J]. Journal of Biomechanics, 2001, 34(4): 533-537.

10. HENNIGHAUSEN H, FELDMAN ST, BILLE JF, et al. Anterior-posterior strain variation in normally hydrated and swollen

rabbit cornea. Invest Ophthalmol Vis Sci, 1998, 39(2): 253-262.

11. PALKO J R, TANG J, CRUZ PEREZ B, et al. Spatially heterogeneous corneal mechanical responses before and after riboflavin-ultraviolet-A crosslinking. J Cataract Refract Surg, 2014, 40(6): 1021-1031.

12. PUXKANDL R, ZIZAK I, PARIS O, et al. Viscoelastic properties of collagen: synchrotron radiation investigations and structural model. Philos Trans R Soc Lond B Biol Sci, 2002, 28(2): 191-197.

13. VELLARA HR, PATEL DV. Biomechanical properties of the keratoconic cornea: a review. Clin Exp Optom, 2015, 98(1): 31-38.

14. DUPPS WJ JR, ROBERTS C. Effect of acute biomechanical changes on corneal curvature after photokeratectomy. J Refract Surg, 2001, 17(6): 658-669.

15. ROMEROCUEVAS M, SANTODOMINGORUBIDO J, WOLFFSOHN J S. Keratoconus: a review. Contact Lens & Anterior Eye, 2010, 33(4): 157-166.

16. MEEK KM, BOOTE C. The use of X-ray scattering techniques to quantify the orientation and distribution of collagen in the corneal stroma. Prog Retin Eye Res, 2009, 28(5): 369-392.

17. MEEK K M, TUFT S J, HUANG Y, et al. Changes in collagen orientation and distribution in keratoconus corneas. Investigative Opthalmology & Visual Science, 2005, 46(6): 1948.

18. QUANTOCK A J, YOUNG R D. Development of the corneal stroma, and the collagen proteoglycan associations that help define its structure and function. Developmental Dynamics, 2008, 237(10): 2607-2621.

19. STABUC-SILIH M, RAVNIK-GLAVAC M, GLAVAC D, et al. Polymorphisms in COL4A3 and COL4A4 genes associated with keratoconus. Molecular vision, 2009, 15(30001): 2848-2860.

20. WOJCIK K A, BLASIAK J, SZAFLIK J, et al. Role of biochemical factors in the pathogenesis of keratoconus. Acta biochimica Polonica, 2014, 61(1): 55-62.

21. QI H, HAO Y, XIA Y, et al. Regression-related factors before and after laser in situ keratomileusis. Ophthalmologica, 2006, 220(4): 272-276.

22. HONG QI, CAIFENG GAO, YAXIN LI, et al. The effect of timolol 0. 5% on the correction of myopic regression after LASIK. Medicine(Baltimore)2017, 96(17): e6782.

诊断篇

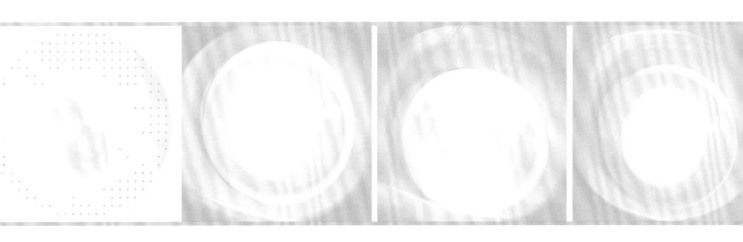

第五章

圆锥角膜的临床特征

圆锥角膜是最为常见的双眼性、非对称进行性角膜扩张性疾病，多于青春期或更小年龄起病、逐渐进展至 40 岁后。以角膜旁中央或中央扩张变薄、向前呈锥形凸起为特征。由于角膜曲率的增加及形态不规则，导致近视与高度不规则散光，戴框架眼镜矫正视力下降，晚期可致盲。部分患者可出现急性角膜水肿，水肿消退后遗留角膜瘢痕。

第一节　临　床　表　现

单眼或双眼突然出现不明原因的近视特别是散光屈光度增加，早期矫正视力无明显下降，至中晚期与完成期框架眼镜矫正效果欠佳，须配戴硬性透气性角膜接触镜（RGP）或巩膜镜。早期圆锥角膜的临床体征并不明显，容易漏诊或误诊。晚期圆锥角膜的临床体征，包括：

1. 角膜旁中央偏颞下或中央呈锥形前凸、变薄。

2. Vogt 线　角膜变薄区域中央，中部及后基质层在应力作用下有数条亮白色细纹，多为垂直走向。

3. Fleischer 环　角膜锥底部角膜上皮下来源于泪膜的铁质沉着，呈棕褐色环形或半环形，在钴蓝色光照明下更为清晰（图 5-1-1）。

4. Rizzuti 征　当光源直接照射角膜缘鼻侧区域时，在角膜缘颞侧区域出现明亮的锥形光反射，反之亦然（图 5-1-2）。

5. 视网膜检影中有明显的"剪动"影像，来源于散大瞳孔的后光照射，可见"油滴"状改变。

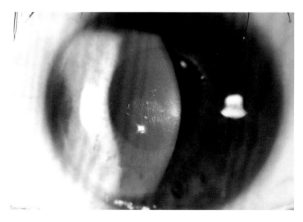

图 5-1-1　Fleischer 环（白色箭头）、Vogt 线（黑色箭头）

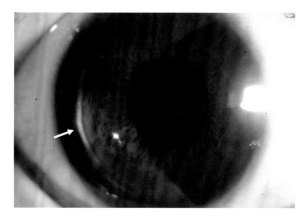

图 5-1-2　Rizzuti 征，光源照射鼻侧，在颞侧出现锥形反射光（白色箭头）

6. Munson 征　患者向下看时，下睑缘因前凸角膜的顶压出现"V"形弯曲（图 5-1-3）。

7. 急性角膜水肿（corneal hydrops）　是圆锥角膜的特殊表现形式，晚期或完成期圆锥角膜自发或因外伤、用力揉眼等外部因素，发生角膜后弹力层破裂，引起角膜急性水肿（图 5-1-4）。

8. 角膜瘢痕　角膜水肿吸收后遗留角膜基质全层混浊，伴局部角膜内皮缺损。

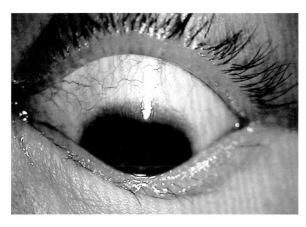

图 5-1-3　Munson 征，向下注视时，下睑缘呈 V 形突起

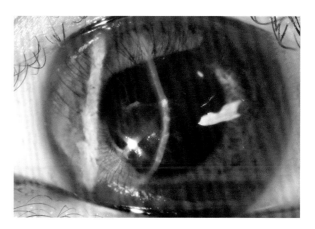

图 5-1-4　角膜水肿及瘢痕

第二节　诊断与鉴别诊断

圆锥角膜的诊断主要基于病史、体征和角膜地形图检查。应着重了解患者的屈光不正史及配镜情况，注意"散光度数逐渐增加""突然发现戴框架眼镜视力矫正不理想"的主诉。许多患者有长期揉眼的习惯，伴有眼部过敏、外伤，角膜屈光手术史等。完成期或晚期圆锥角膜具有典型的临床体征，诊断并不困难。对于初发期或早期圆锥角膜，当前主要通过角膜地形图检查进行诊断，除特征性的角膜前、后表面形态，以及角膜厚度分布改变之外，还应特别注意两眼的对称性以及不同时期角膜形态与厚度的变化（详见第六章）。

圆锥角膜主要与其他扩张性/变薄性角膜疾病进行鉴别诊断。

1. 透明边缘角膜变性（pellucid marginal corneal degeneration，PMD）　发病率低于圆锥角膜，多发生于 30~40 岁人群，有明显的男性发病倾向。PMD 的角膜变薄区通常位于下方周边部，累及 4：00 至 8：00 位，距离角膜缘约 1~2mm。变薄区角膜常无膨隆，而其上方角膜膨隆，从侧面观察形似"啤酒肚"。角膜地形图的前表面曲率图呈"蟹钳"样或"接吻鸟"样外观（详见第六章）[1]。

2. 球形角膜（keratoglobus）　是一种全角膜扩张变薄的角膜病，属于先天性疾病，为常染色体隐性遗传，在出生时即可发生，可伴有蓝色巩膜、关节延伸过长等结缔组织疾病。双眼对称性发病，以全角膜变薄、扩张前凸为特征；角膜直径变大，角膜厚度通常为正常厚度的 1/4~1/3。

3. 角膜屈光手术后进行性角膜扩张　术后数周至数年，裸眼视力及最佳矫正视力显著下降，出现近视及不规则散光，角膜地形图符合圆锥角膜的表现且随时间角膜逐渐隆起、变薄。患者有角膜屈光手术特别是板层角膜屈光手术史，且存在以下危险因素：接受手术时年龄 <21 岁、术前角膜地形图异常、矫正近视及散光屈光度过高、角膜瓣/帽下剩余基质床（residual stromal bed，RSB）厚度偏薄等[2-3]。

4. 角膜裂伤、角膜移植术后进行性角膜扩张　有外伤或手术史，角膜伤口区域进行性膨隆。

5. 其他变薄性角膜疾病　如 Terrien 边缘变性、类风湿和自身免疫性疾病所致的角膜基质融解、角膜变薄等。

第三节　分级与分期

具有代表性的圆锥角膜分级包括 Amsler-Krumeich 分级（表 5-3-1）和 ABCD 分级（详见第六章）[4]。

表 5-3-1　Amsler-Krumeich 分级

分级	检查所见
1	近视，散光度 <5.00D；偏心性陡峭，中央平均 K 值 <48D
2	近视，散光度 5.00~8.00D；中央平均 K 值 <53D；无角膜瘢痕；最薄角膜厚度 >400μm
3	近视，散光度 8.00~10.00D；中央平均 K 值 >53D；无角膜瘢痕；最薄角膜厚度 300~400μm
4	难以测得屈光度；中央平均 K 值 >55D；伴角膜瘢痕；最薄角膜厚度 <200μm

中国圆锥角膜诊断和治疗专家共识（2019 年）制定了具有重要指导意义的圆锥角膜分期标准[5]。

1. 潜伏期　单眼确诊为圆锥角膜的对侧眼，具有正常角膜地形图和正常矫正视力。

2. 初发期　经询问病史、裂隙灯显微镜尤其是角膜地形图检查，已确诊为圆锥角膜，最佳框镜矫正视力（best spectacle corrected visual acuity，BSCVA）≥0.8。

3. 完成期　有典型的临床体征，确诊为圆锥角膜，BSCVA<0.8。其中又分为 3 级（表 5-3-2）。

表 5-3-2　完成期圆锥角膜分级

分级	角膜前表面直径 3mm 区域曲率 /D	角膜最薄点厚度 /μm	BSCVA
1	<53.0	≥400	<0.8、≥0.3
2	≥53.0、<55.0	<400、>300	<0.3、≥0.05
3	≥55.0	≤300	<0.05

（陈跃国）

参 考 文 献

1. 刘子源，岑羽捷，张钰，等．双眼透明边缘角膜变性一例．中华眼视光与视觉科学杂志，2020，22（2）：155-157.

2. BINDER P S. Analysis of ectasia after laser in situ keratomileusis：risk factors. J Cataract Refract Surg，2007，33（9）：1530-1538.

3. MOSHIRFAR M，ALBARRACIN J C，DESAUTELS J D，et al. Ectasia following small-incision lenticule extraction（SMILE）：A review of the literature. Clin Ophthalmol，2017，11：1683-1688.

4. BELIN M W，DUNCAN J，AMBROSIO J R，et al. A new tomographic method of staging/classifying keratoconus：the ABCD grading system. International Journal of Keratoconus and Ectatic Corneal Diseases，2015，4（3）：85-93.

5. 中华医学会眼科学分会角膜病学组．中国圆锥角膜诊断和治疗专家共识（2019 年）．中华眼科杂志，2019，55（12）：891-895.

第六章

角膜地形图特征

迄今,利用角膜地形图仪对角膜前、后表面形态的检查与分析,仍然是诊断圆锥角膜尤其是尚无典型临床表现的早期或疑似圆锥角膜的最为敏感且特异的工具[1-4]。尽管已经有许多不同种类的角膜形态检查设备及诊断指标用于筛查圆锥角膜,目前尚无公认或被普遍采纳的灵敏度与特异度俱佳的检测系统[5-7]。

第一节　基于曲率的角膜前表面形态与参数

多采用 Placido 盘投影计算机辅助成像技术[8],获得基于角膜前表面曲率半径测量的角膜地形图(topography)。典型的圆锥角膜前表面角膜地形图形态表现为(图 6-1-1、图 6-1-2):

1. 局部区域变陡峭,形成一局限性的锥形隆起,顶点屈光力增大超过 46D(轴向图或矢状图),或超过 48D(切向图或即时图)。观察前表面圆锥角膜形态,最好选择切向曲率图或即时曲率图,以最大限度地显示角膜的不规则。

2. 圆锥的顶点多偏离视轴中心,以下方或颞下方较为多见。

3. 主要分为圆锥向旁中央方向变陡峭的旁中央型(约占 72%),以及角膜中央变陡峭的中央型(约占 25%);位于周边区域的非常少见(约占 3%)。

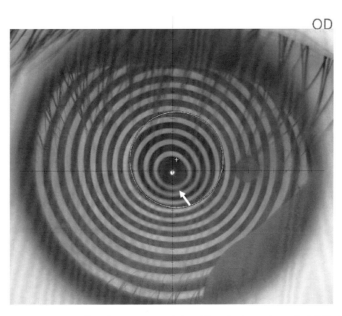

OD

图 6-1-1　圆锥角膜前表面 Placido 盘投影影像,陡峭处环间距变窄(箭头)

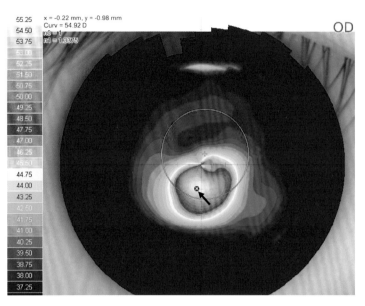

图 6-1-2　与图 6-1-1 相对应的角膜前表面切向（即时）曲率图，最陡峭
处（箭头）角膜屈光力为 **54.92D**，坐标为 $x=-0.22$mm，$y=-0.98$mm

4. 从圆锥的形状表现可划分为：①圆形或乳头形，其隆起范围较小，一般在 5mm 范围以内，可位于中央区或旁中央区；②椭圆形，隆起范围较大，约 5~6mm，隆起范围超过 6mm，包含 75% 以上的角膜，则为球形圆锥角膜；③8 字形。

不同的角膜地形图设备，其用于诊断圆锥角膜的指数与参考值也不尽相同。按照所谓的截止值（cut-off value），来判定正常、可疑或异常，但均存在一定的假阳性与假阴性（图 6-1-3）。

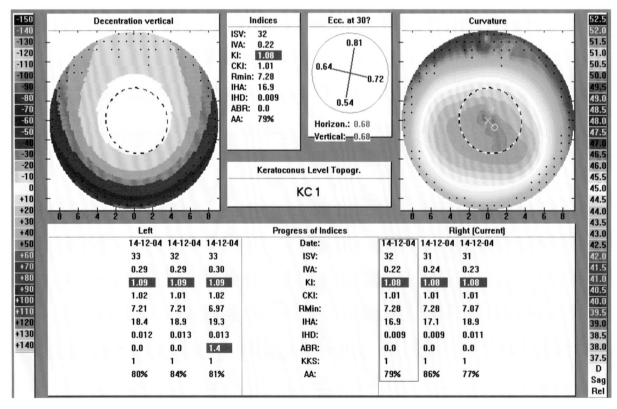

图 6-1-3　**Topolyzer** 角膜指数图，红色数据表示异常，黄色数据表示可疑

以 Topolyzer 角膜地形图仪为例，如图 6-1-3 所示，各指数英文缩写及所代表的含义分别为：①"ISV（index of surface variance）"为表面变异指数，表示与平均曲率相比的差异值；②"IVA（index of vertical asymmetry）"为垂直不对称指数，表示上方与下方区域的曲率差异值；③"KI（keratoconus index）"为圆锥角膜指数，其数值随着圆锥角膜程度加重而增加；④"CKI（center keratoconus index）"为中央圆锥角膜指数，其数值随着中央圆锥角膜程度加重而增加；⑤"Rmin（minimum sagittal curvature）"为测量区域内最小的矢状面（轴向）曲率；⑥"IHA（index of height asymmetry）"为高度不对称指数，表示上方与下方区域的高度差异值；⑦"IHD（index of height decentration）"为高度偏心指数，表示垂直方向高度数据的偏心值；⑧"ABR（aberration coefficient）"为像差系数，表示用 Zernike 多项式分析计算的角膜像差值；⑨"AA（analyzed area）"为分析区域，表示角膜的有效测量区域大小百分比。黄色表示数据可疑、红色表示数据异常。经过对数据的自动综合分析，给出圆锥角膜的诊断及分级（表 6-1-1）。

表 6-1-1 Topolyzer 角膜地形图仪的圆锥角膜诊断与分级

	戴框镜视力	戴接触镜视力	角膜指数		30°范围内偏心度	Rmin	检影镜检查	角膜所见
			ISV	KI				
临床前（早期体征）	20/20~20/15	20/20~20/15	<30	1.04~1.07	四个值都正常	7.8~6.7	无亮光或影子移动、轻微剪动	角膜清亮，直接检眼镜观察下可见中央或略偏中央水平方向椭圆形或圆形阴影
1 级	20/25~20/15	20/20	30~55	1.07~1.15	有时一个值异常	7.5~6.5	检影镜反光扭曲，剪动，严重的 Placido 环变形	角膜透明，顶点基底部 Fleischer 环。用直接检眼镜清晰可见圆锥及其基底。顶点厚度减少并不可见到，但可测量到
2 级	20/60~20/20	20/30~20/20	55~90	1.10~1.25	往往一个值异常	6.9~5.3	清晰的剪动，视网膜检影困难	角膜往往仍然清亮，顶点轻度变薄最终偏离中心。部分或圆形 Fleischer 环，可见 Vogt 线（平行皱褶）
3 级	20/125~20/30	20/40~20/20	90~150	1.15~1.45	至少一个值异常	6.6~4.8	显著的剪动，几乎无法进行检影镜检查	顶点已经变薄、偏心并且通常轻混。清晰的多数为圆形的 Fleischer 环。Vogt 线清晰可见。将出现 Munson 征
4 级	<20/400~20/100	20/100~20/40	>150	>1.50	至少一个值异常	<5 或测不出	无法进行检影镜检查	角膜通常形成瘢痕，顶点区混浊。Munson 征显著。这是圆锥角膜的终末期

注意：
- 临床前（早期体征）：临床前圆锥角膜的诊断总是基于临床标准，比如散光度及轴的改变、屈光度波动、检影镜检查显著改变，以及用直接检眼镜观察时的角膜阴影。摄像角膜曲率计检查可提高补充信息，但诊断不能仅依靠检查结果。角膜前的泪膜不规则以及注视不良也能产生相似的影像，而并非存在真正的圆锥角膜。
- 此分级法改编自经典的 Amsler 与 Muckenhirn 标准，基于角膜地形图检查而非临床结果。
- ISV=index of surface variance；KI=keratoconus index；Rmin=minimum value of the curvature of the cornea（最低角膜曲率值）；30°范围内偏心度表示鼻侧、颞侧、上方、下方四个偏心度测量值。
- 假如用框架眼镜矫正视力达 20/25~20/20，就没有必要配角膜接触镜。
- Munson 征：角膜向前凸起，形态上很容易识别锥形，尤其当患者向下注视时，可见下睑隆起。

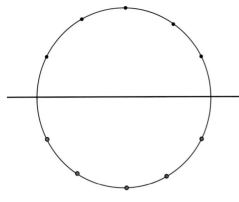

图 6-1-4　I-S 值的计算方法

其他具有代表性的综合角膜地形图多个指数的自动诊断系统包括：Rabinowitz 与 McDonnell 指数，以正常角膜参数平均值的 2 倍标准差为参考，建议用如下几点作为亚临床期圆锥角膜的诊断筛选标准：①角膜中央的屈光力>46.5D；②I-S 值（距角膜中央 3mm 的圆周上，每隔 30° 取一个点。水平线下 5 个点和水平线上等距离 5 个点的平均曲率之差）>1.40D 为可疑、>1.90D 可诊断（图 6-1-4）；③同一个体双眼角膜屈光力之差 >0.92D。此法灵敏度较好但特异度较差[9]。

KISA% 指数（KISA%index）则是由 Rabinowitz 等提出的综合角膜中央 K 值、模拟角膜曲率计读数散光值即 SimK1-SimK2、I-S 值，以及最陡径向轴偏斜度（skew of steepest radial axis，SRAX）的一个综合参考指数，对于圆锥角膜的筛选具有高度的灵敏度与特异度。KISA% 指数达 60~100 为可疑，大于 100 则为圆锥角膜[10]。正常角膜前表面多数表现为不对称性领结形（asymmetric bowtie，AB）或对称性领结形（symmetric bowtie，SB），假如 SRAX 超过 22°，则应怀疑存在圆锥角膜（图 6-1-5、图 6-1-6）。

Maeda 等[11-12]将角膜地形图分为八个扇形区域，又提出以下五个指标作为亚临床期圆锥角膜诊断的参考。这些指标分别为：①扇形区差值指数（DSI）；②相对扇形区指数（OSI）；③角膜中央与周边指数（CSI）；④不规则散光指数（IAI）；⑤分析区域（AA）。对这些指数进行综合分析，可算出圆锥角膜的预测性指数（KPI）。对这些指标进行一系列回归分析计算出圆锥角膜指数（KCI），用来预测圆锥角膜的可能性，范围从 0（无圆锥角膜倾向）至 1%（有圆锥角膜倾向），运用这种方法可使圆锥角膜的诊断率高达 96%。

对于角膜前表面在诊断圆锥角膜中的作用，应特别关注陡 K 值、I-S 值以及 SRAX。然而，对于早期圆锥角膜的诊断并不能仅以某个单一的指标为依据，而应以多个指标加以综合分析，同时更要注意角膜后表面形态与参数、双眼角膜厚度及厚度差异、角膜厚度分布等。

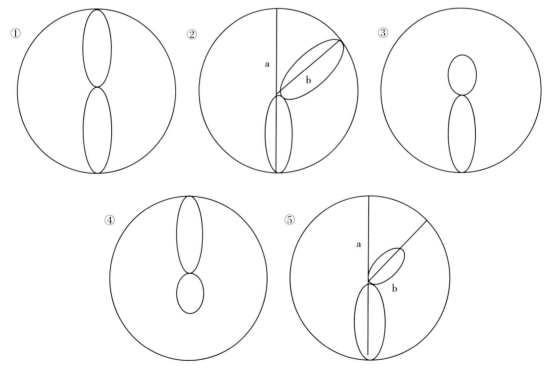

图 6-1-5　①对称领结形（SB）；②对称领结形 SRAX（轴 a 与 b 之间的夹角）>22°；③不对称性领结形，下方更陡峭；④不对称性领结形，上方更陡峭；⑤不对称领结形 SRAX（轴 a 与 b 之间的夹角）>22°

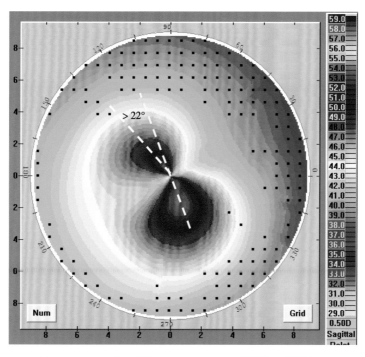

图 6-1-6 不对称性领结形 SRAX>22°，为圆锥角膜的表现

第二节 角膜后表面形态与参数

早期圆锥角膜在角膜前表面形态完全正常的情况下，即可能已经存在角膜后表面形态的改变，角膜后表面形态分析对于早期圆锥角膜的诊断、角膜屈光术后角膜膨隆的识别、人工晶状体度数的计算等尤为重要[13-15]。换言之，诊断早期或亚临床期圆锥角膜，必须存在角膜后表面高度的异常。Orbscan 是最早用于测量角膜后表面形态的设备，利用裂隙光带扫描、三角测量的方法，分析角膜后表面形态，其最佳拟合球面（best fit sphere，BFS）计算高度的概念，一直沿用至今。随后的设备多采用 Scheimpflug 成像角膜断层扫描技术，测量角膜前与后表面的高度、全角膜厚度等，进一步提高了后表面测量与分析的精确性（图 6-2-1~图 6-2-4）。

如图 6-2-1~图 6-2-4 所示的左眼圆锥角膜病例，通过 Scheimpflug 成像计算所得的角膜后表面高度图、前表面高度图以及角膜厚度图。角膜后表面最高点、前表面最高点、角膜最薄点坐标方位基本一致，位于中央区偏颞下方。

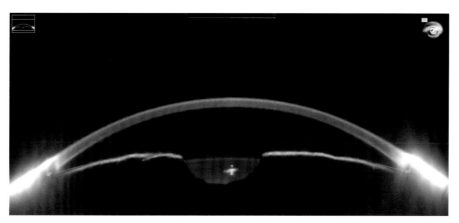

图 6-2-1 Scheimpflug 成像断层扫描图

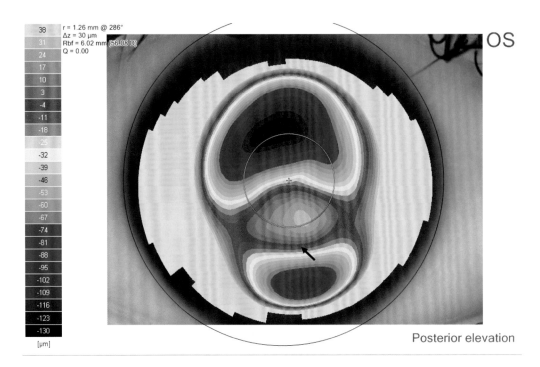

图 6-2-2　角膜后表面高度图，最佳拟合球面曲率半径（**Rbf**）为 **6.02mm**，最高点（箭头）极坐标为
r=**1.26mm@286°**，与拟合球面的高度差 Δz=**30μm**

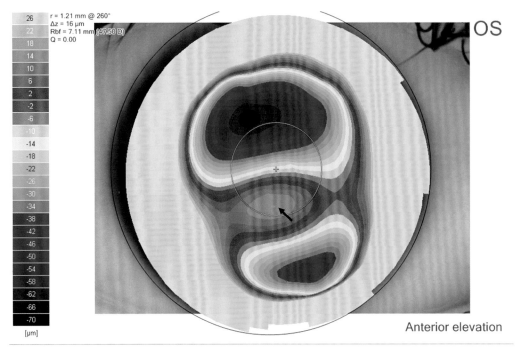

图 6-2-3　角膜前表面高度图，最佳拟合球面曲率半径（**Rbf**）为 **7.11mm**，最高点（箭头）极坐标为
r=**1.21mm@260°**，与拟合球面的高度差 Δz=**16μm**

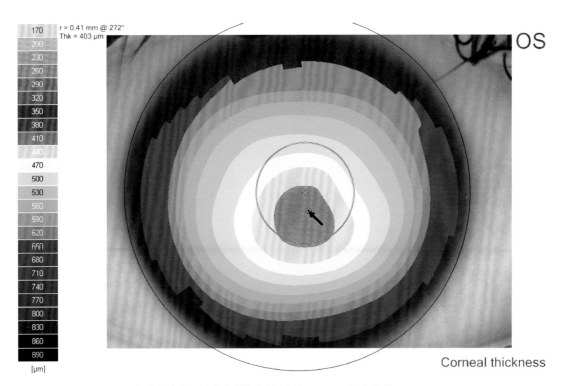

图 6-2-4　角膜厚度图，最薄点（箭头）厚度为 **403μm**，极坐标为 **r=0.41mm@272°**

在高度图尤其是后表面高度图的判读中，选择合适的参照球面对于圆锥角膜的诊断具有重要作用，与 BFS 相比，选择最佳拟合复曲椭球面（best fit toric ellipsoid, BFTE），可更好地显示真实的高度（图 6-2-5、图 6-2-6）。

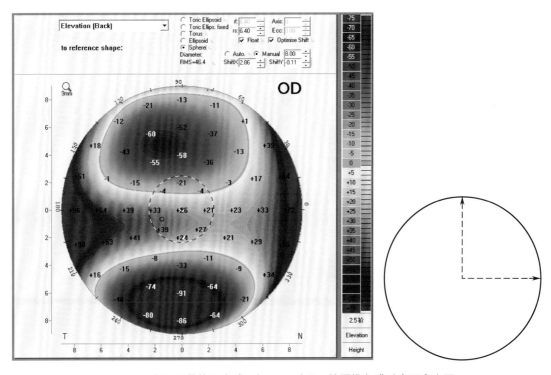

图 6-2-5　右眼以最佳拟合球面（Sphere）显示的圆锥角膜后表面高度图

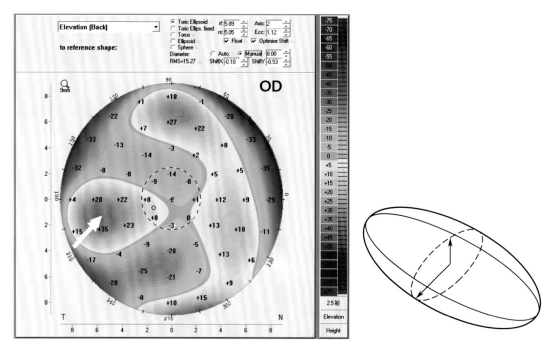

图 6-2-6　图 6-2-5 同一眼以最佳拟合复曲椭球面(toric ellipsoid)显示的后表面高度图，
更好地显示真实高度(箭头)

对于圆锥角膜或角膜膨隆的病例，角膜的锥形隆起会使自动获得的最佳拟合球面也变得陡峭，这样，圆锥顶点与最佳拟合球面之间的高度差异就会变小而不容易被识别(图 6-2-7)。Pentacam 眼前段分析系统采用增强型拟合球面及 Belin/Ambrósio 软件来检测圆锥角膜及角膜膨隆。将角膜最薄点中心 3.0mm 或 3.5mm 光学区从最佳拟合球面的计算中排除，重新计算 8mm 范围内的高度数据，即获得增强型拟合球面(图 6-2-8、图 6-2-9)。这种拟合球面可提高圆锥角膜诊断的灵敏度，但对于正常形态的角膜，则与普通的最佳拟合球面无显著差异。

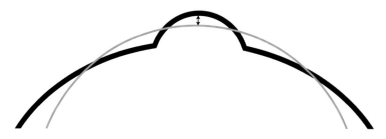

图 6-2-7　圆锥角膜的最佳拟合球面也相应变陡，圆锥顶点与拟合球面的
高度差异缩小(双箭头)

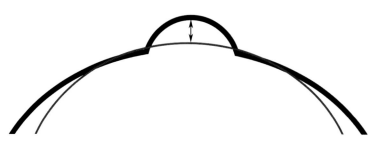

图 6-2-8　增强型拟合球面更接近正常的角膜区域，能更好地体现圆锥的
高度(双箭头)

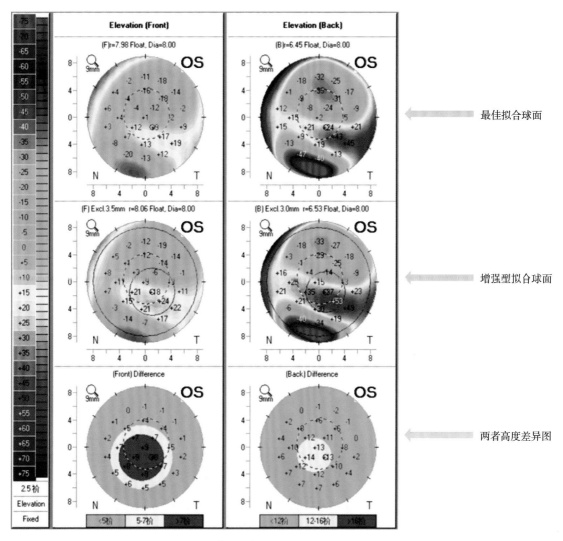

图 6-2-9　同一角膜的前表面（左列）以及后表面（右列）高度图

前表面最高点采用增强型拟合球面，比采用最佳拟合球面高 9μm（左下），显示红色为异常；而后表面高 14μm（右下），显示黄色，为可疑。

Belin-Ambrósio 增强膨隆显示（Belin-Ambrósioenhanced ectasia display，BAD）包含上述两种不同拟合球面的角膜前/后表面高度及差异图，用绿、黄、红三色分别表示差异值为正常、疑似、异常。同时还显示与正常角膜相比的偏差指数包括前表面高度 Df、后表面高度 Db、角膜厚度变化 Dp、最薄点厚度差异 Dt、相对厚度差异 Da 以及总体偏差指数 D，表示与数据库正常值相比较的偏差倍数。当其截止值为 1.6 时，诊断圆锥角膜的灵敏度接近 90%；而当其大于 2.1 时，对圆锥角膜诊断的灵敏度与特异度，接近 100%。图中用套红数字表示异常、套黄数字表示疑似。同时，还显示角膜厚度空间分布图（corneal thickness spatial profile，CTSP）、角膜厚度增加百分比图（percentage thickness increase，PTI），反映角膜从中央到周边厚度增加百分比的平均值（图 6-2-10）。

2015 年 9 月，基于 Pentacam 眼前段分析系统，发布了新型圆锥角膜分级系统 ABCD[16]。A 表示角膜前表面曲率半径（anterior radius of curvature，ARC），A 表示 anterior，即前表面，为以角膜最薄点为中心 3.0mm 区域前表面的平均曲率值；B 表示后表面曲率半径（posterior radius of curvature，PRC），B 表示 back，即后表面，为以角膜最薄点为中心 3.0mm 区域后表面的平均曲率值；C 表示角膜最薄点厚度（corneal pachymetry at thinnest）；D 表示最佳矫正远视力（distance best-corrected vision）（图 6-2-11）。ABCD 圆锥角膜分级为 0（无圆锥角膜）~Ⅳ级（极重度圆锥角膜）；Scarring 表示角膜瘢痕：（－）透明，无瘢痕；（+）有瘢痕但虹膜纹理可见；（++）有瘢痕且虹膜被遮挡。

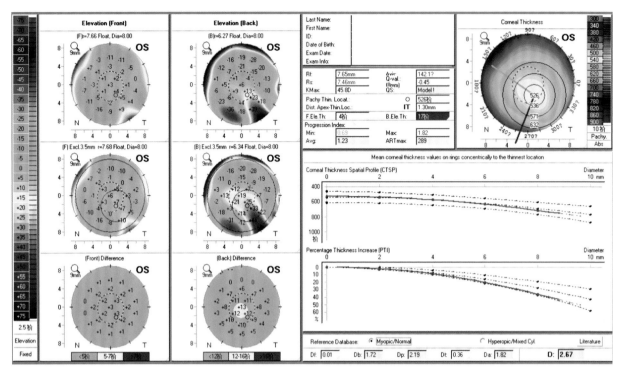

图 6-2-10　Belin-Ambrósio 增强膨隆显示图（BAD）

左列上、中、下分别为使用最佳拟合球面的前 / 后表面高度、使用增强型拟合球面的前 / 后表面高度，以及使用不同拟合球面的差异，此图为疑似圆锥角膜。

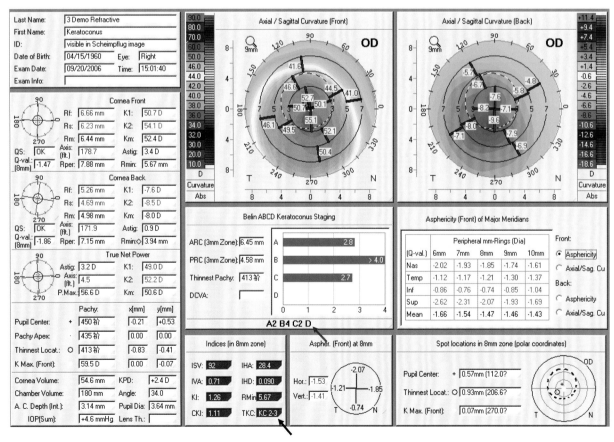

图 6-2-11　Pentacam 的 ABCD 圆锥角膜分级图

此患者分级为 $A_2B_4C_2$，D 未知，需要临床矫正远视力检查后输入（红色箭头），根据角膜前表面地形图形态的圆锥角膜分级 TKC 为 $KC_{2\sim3}$（黑色箭头）。

第三节　三维角膜地形图仪的综合分析

Sirius 系统集合了 Placido 盘角膜前表面曲率测量与 Scheimpflug 旋转摄像机角膜前、后表面成像测量高度的优势，并利用多种优选出的参考指数结合支持向量机统计学方法，判断角膜形态正常与否，得出圆锥角膜的诊断并进行分级[17-19]。需要注意的是，阅读不同的图形报告时，单纯比较图形的颜色没有意义，首先要关注图形所采用的色彩阶级是否一致，高度图还要看所采用的最佳拟合球面是否一致。而对于计算得出的参考指数，则可以直接进行比较。

一、与圆锥角膜筛查相关的参考指数

在"圆锥角膜总结分析图（keratoconus summary）"（图 6-3-1）的左侧方框内，所列举的与圆锥角膜筛选相关的参考指数分别为：

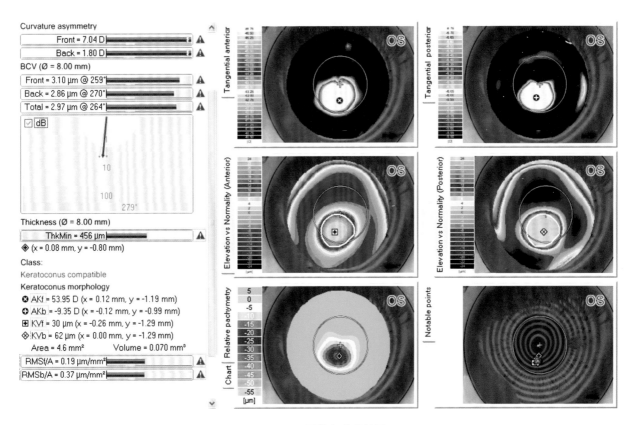

图 6-3-1　圆锥角膜总结图

1. 前表面及后表面曲率不对称指数（curvature asymmetry）　Front 表示前表面（SIf），Back 表示后表面（SIb），定义为在中心纵轴的上下两个直径为 3mm 圆形区域内，切向曲率平均值的差异，两个圆的圆心坐标值分别为（0，+1.5mm）以及（0，−1.5mm）（图 6-3-2）。SI 是测量垂直向的不对称指数，正值表示下半球区域较陡峭，负值则表示上半球区域较陡峭。

SIf 的正常值、可疑值、异常值分别为 <0.85D、0.85~1.25D、>1.25D；SIb 的正常值、可疑值、异常值分别为 <0.22D、0.22~0.37D、>0.37D。相对应的黑色指示线分别位于图 6-3-3 所示的绿色、黄色（黄色惊叹号）、红色区域（红色惊叹号）。

2. BCV（φ=8.00mm）　BCV 是作者 Baiocchi Calossi Versaci 的缩写，在中央 8mm 分析区域内利用 Zernike 多项式分解的像差进行分析，包含彗差（coma）、三叶草像差（trefoil）、球差（spherical aberration）。

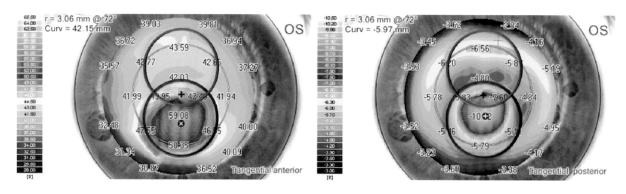

图 6-3-2　角膜前/后表面曲率不对称指数 SIf/SIb 的计算

图 6-3-3　区域分界标志

其计算公式为：前表面 $BCVf=F(C_3^{\pm1}{}_f, C_3^{\pm3}{}_f, C_4^0{}_f)$、后表面 $BCVb=F(C_3^{\pm1}{}_b, C_3^{\pm3}{}_b, C_4^0{}_b)$。其中 $C_3^{\pm1}$ 为水平及垂直彗差、$C_3^{\pm3}$ 为水平及垂直三叶草像差、C_4^0 为初级球差。

Front、Back、Total 分别表示角膜前表面、后表面以及总体（前、后表面矢量和）的 BCV 值，以 μm 为单位，并标出坐标方位。用红色矢量线指出所在方向及大小，dB 为信号增益，去掉后图形放大。落在绿色、黄色、红色区域分别表示正常、可疑、异常。矢量线越长，圆锥角膜的可能性越大。BCV 用于评价角膜的膨隆状态，其基本意义是，在圆锥角膜的膨隆统计中，角膜像差在水平和垂直方向上的增量不平衡，导致像差中心向角膜隆起的方向偏移。圆锥角膜的前表面与后表面 BCV 向量相互关联，两者的轴线重合产生总体 BCV 值增大。而在形态异常的非圆锥角膜眼，两者的轴不相关联，导致总体 BCV 值减少。前表面 BCVf、后表面 BCVb、总体 BCV 的正常值、疑似值、异常值分别为：<0.8D、0.8~1.2μm、>1.2μm。其中右眼的轴线方位为 @261°、左眼为 @279°（图 6-3-4、图 6-3-5）。

3. 角膜厚度与关注点　Thickness（φ=8.0mm）表示 8mm 分析范围内的角膜厚度，ThkMin 为最薄点厚度，正常值、疑似值、异常值分别为：>482μm、471~482μm、<471μm（图 6-3-6，表 6-3-1）。

◈ 表示角膜最薄点所处的坐标位置，可以用直角坐标 x、y 表示，也可以采用极坐标 r 及方位角度加以表示。圆锥角膜的最薄点往往与角膜前表面最陡点（AKf）/最高点（KVf）、角膜后表面最高点（KVb）/最陡点（AKb）接近或重合，所有这些点被认为是诊断圆锥角膜的关注点（notable points）。

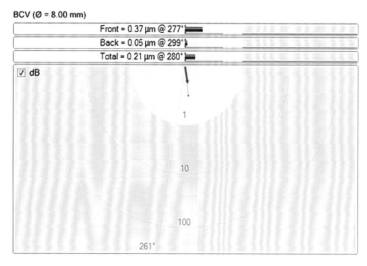

图 6-3-4　正常角膜 8mm 范围内的 BCV 值，指示线均在正常区域

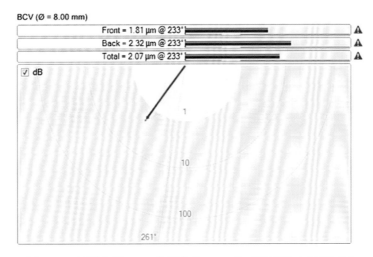

图 6-3-5 圆锥角膜 8mm 范围内的 BCV 值，指示线均在异常区域

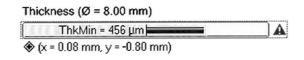

图 6-3-6 最薄点厚度及所在坐标位置

表 6-3-1 Sirius 圆锥角膜分析参数临界值汇总表

参数	报黄 /（95%）	报红 /（99%）
SIf	0.85D	1.25D
SIb	0.22D	0.37D
BCVf	0.80μm	1.20μm
BCVb	0.80μm	1.20μm
BCV（total）	0.80μm	1.20μm
ThkMin	482μm	471μm

各个关注点所集中范围的区域（红圈）大小不同，可反映角膜的形态，关注点越集中（红圈越小），表示角膜越有圆锥的倾向（图 6-3-7）。

假如经过自动分析诊断为"圆锥角膜（keratoconus compatible）"，则会显示圆锥角膜的形态学分析（keratoconus morphology）：显示角膜前表面顶点角膜曲率（apical keratometry front，AKf）、角膜后表面

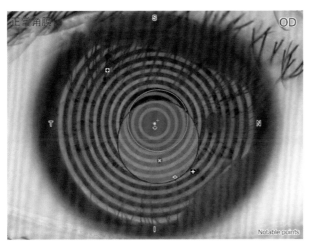

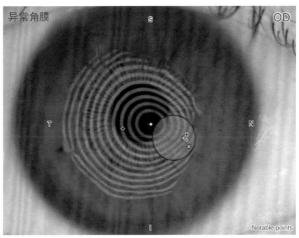

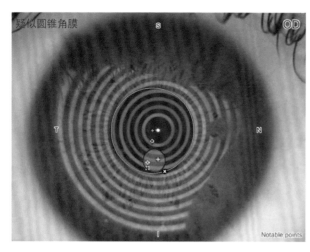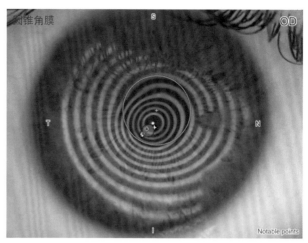

图 6-3-7 不同形态角膜各关注点的集中范围

Keratoconus morphology
⊗ AKf = 53.95 D (x = 0.12 mm, y = -1.19 mm)
⊕ AKb = -9.35 D (x = -0.12 mm, y = -0.99 mm)
⊞ KVf = 30 μm (x = -0.26 mm, y = -1.29 mm)
◇ KVb = 62 μm (x = 0.00 mm, y = -1.29 mm)
　　Area = 4.6 mm²　　　　　Volume = 0.070 mm³
RMSf/A = 0.19 μm/mm²　　　　　⚠
RMSb/A = 0.37 μm/mm²　　　　　⚠

图 6-3-8 圆锥角膜形态学分析

顶点角膜曲率(apical keratometry back, AKb)、圆锥角膜前表面最高点(keratoconus vertex front, KVf)、圆锥角膜后表面最高点(keratoconus vertex back, KVb); Area 表示圆锥角膜区域面积、Volume 则为其体积; RMSf/A 为圆锥角膜区域面积内前表面像差的均方根值、RMSb/A 则为圆锥角膜区域面积内后表面像差的均方根值, 同样以黑色指示线表明其为正常(落于绿色区域)、疑似(落于黄色区域, 显示黄色惊叹号)、异常(落于红色区域, 显示红色惊叹号)(图 6-3-8)。

二、三维角膜地形图仪对于圆锥角膜的分析步骤

对于圆锥角膜的筛选, Sirius 系统采用支持向量机(support vector machine, SVM)统计分类方法, 综合角膜前/后表面、厚度及关注点等多个参数, 进行综合分析后得出结论, 分别为:"正常(normal)""疑似圆锥角膜(suspect keratoconus)""圆锥角膜(keratoconus compatible)""异常或治疗后(abnormal or treated)""近视矫正术后(myopic post-op)"。虽然 Sirius 诊断的准确度可以高达 90% 以上, 但由于基于诊断的数据库需要不断补充及完善, 设备所提供的诊断, 仍然存在一定的假阳性及假阴性率, 尤其对于疑似圆锥角膜的诊断, 往往需要我们做进一步的分析。

一般而言, 假如图像采集符合要求, 可采取下列步骤进行分析。

(一)阅读四联图及圆锥角膜筛选参数

四联图分别为:①"角膜厚度图(corneal thickness)", 注意总体角膜厚度、最薄点角膜厚度及位置;②"前表面切向曲率图(tangential anterior)", 注意角膜前表面形态及对称性、最陡点的曲率及位置;③"前表面高度图(anterior elevation)", 注意形态对称性、最高点数值及位置;④"后表面高度图(posterior elevation)", 同样要注意形态对称性、最高点数值及位置(图 6-3-9)。判读高度图时, 一定要注意所采用的最佳拟合球面的曲率半径(Rbf), 不同的 Rbf 所显示的高度也不同, 数值没有可比性。

而在圆锥角膜筛选参数方面, 要分别关注前、后表面的参数, 哪一些提示为疑似或异常。除了前面提到过的角膜前表面不对称指数 SIf、角膜后表面不对称指数 SIb 之外, 还有"圆锥角膜前表面最高点(keratoconus vertex front, KVf)", 其正常值小于 15μm;"圆锥角膜后表面最高点(keratoconus vertex back, KVb)", 其正常值小于 15μm。KVf 与 KVb 反映被测角膜与正常角膜数据库的高度差异, 表示角膜最高点高度的抬高区域和大小, 与四联图的高度图所反映的情况相比更加直观(图 6-3-10)。因传统高度图只考虑角膜本身的情况, 由于最佳拟合球面的不同而表现为不同的高度与形态, 所以通用性不强, 数值之间也不能进行简单的对比。

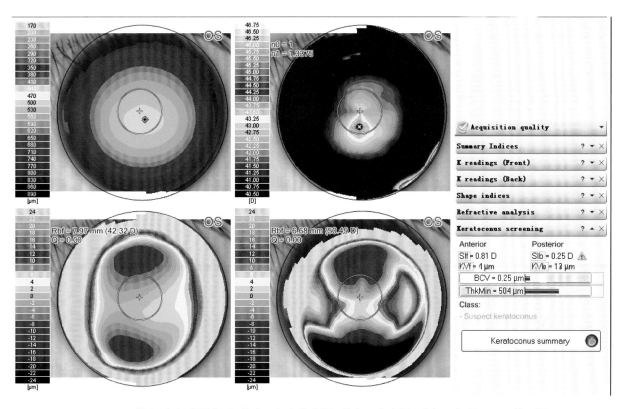

图 6-3-9　四联图：全角膜厚度图、前表面切向曲率图、前表面高度图、后表面高度图，SIb 值可疑，
提示为"疑似圆锥角膜（ suspect keratoconus ）"

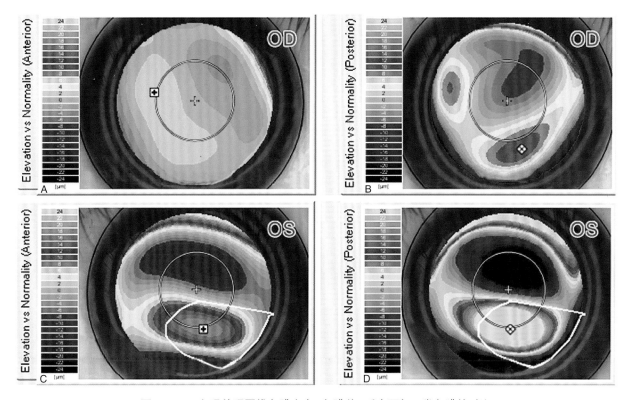

图 6-3-10　左眼单眼圆锥角膜患者，角膜前 / 后表面与正常角膜的对比

右眼 KVf/KVb 分别为 3μm 及 11μm，前、后表面最高点区域不一致（ A、B ）；而左眼则分别为 19μm 及 42μm，且前、后表面最高点区域非常一致（ C、D ）。

对于仅单项数值有疑似提示，而结论为疑似圆锥角膜者，假阳性的可能性比较大，需在"圆锥角膜总结分析图（keratoconus summary）"中做进一步的分析。

（二）阅读圆锥角膜总结分析图（图6-3-11）

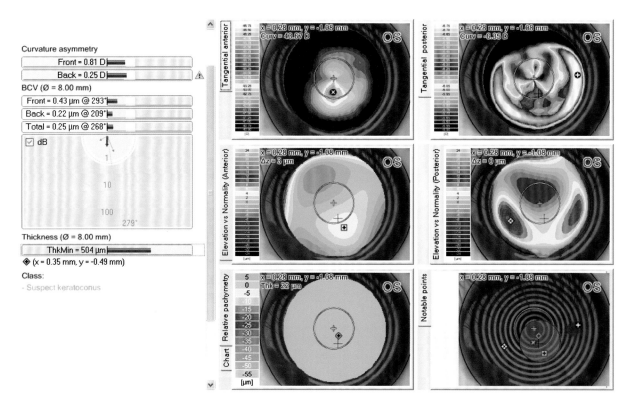

图6-3-11　圆锥角膜总结分析图，后表面曲率不对称，提示为疑似圆锥角膜

图6-3-11三行图中的第一行为角膜"前表面切向曲率图（tangential anterior）"与"后表面切向曲率图（tangential posterior）"，其形态对应左侧数据列中的前、后"曲率不对称指数（curvature asymmetry）"（图6-3-12）。

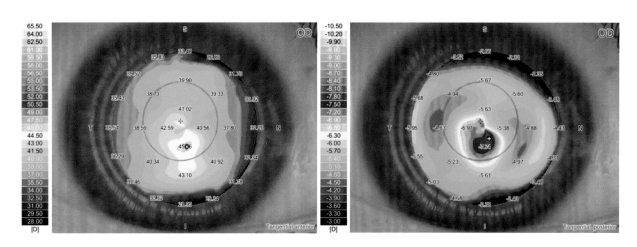

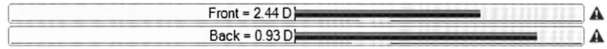

图6-3-12　角膜前/后表面切向曲率图

典型圆锥角膜表现为角膜前、后表面形态上下不对称，尤以下方隆起为著。Front 前表面不对称指数（SIf）值大于 1.25D，Back 后表面不对称指数（SIb）值大于 0.37D。

图 6-3-11 中间这一行是与正常角膜数据库相比的高度对比图，即角膜前表面高度、后表面高度与正常相比较的差异，图注中显示为"Elevation vs.Normality（Anterior）"以及"Elevation vs.Normality（Posterior）"，能比常规高度图更直观地反映角膜局部的抬高情况。之前我们在圆锥角膜分析概述界面看到的 KVf、KVb 值分别是此图中角膜前、后表面的最大值点，既要关注最大值的大小，也要关注抬高的形态，同心圆状的急剧抬高是最为典型的圆锥角膜表现（图 6-3-13）。

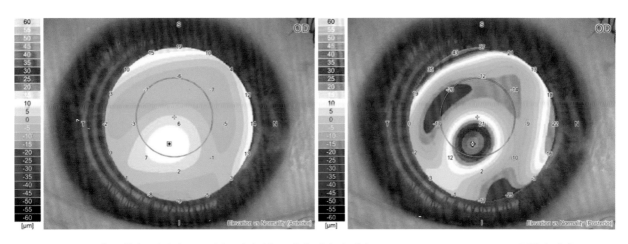

图 6-3-13　右眼前表面（左）以及后表面（右）与正常角膜高度对比图 KVf 12μm、KVb 39μm，呈圆锥角膜表现

图 6-3-11 第三行左图为"相对厚度图（relative pachymetry）"，即与正常角膜厚度值及厚度分布相比，被检测角膜厚度的差异，暖色调表示角膜与正常相比变薄（图 6-3-14）。点击厚度分布"图表（chart）"选项，可显示"角膜厚度增加百分比（percentage thickness increase，PTI）"，即角膜从最薄点至周边厚度增加趋势的大小。"角膜厚度空间分布图（CTSP）"，反映从角膜最薄点到周边的厚度空间分布。蓝线表示实际获得的 PTI 曲线和 CTSP 曲线；四条灰线分别表示正常人群分布中置信水平分别为 1%、5%、50%、95% 的置信区间下限，红线表示正常人群分布中置信水平为 99% 的置信区间下限，是警戒线（图 6-3-15、图 6-3-16）[20]。

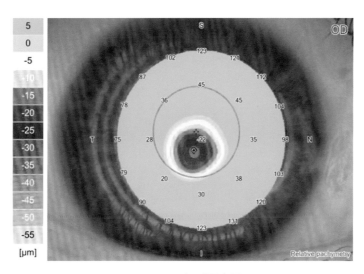

图 6-3-14　相对厚度图

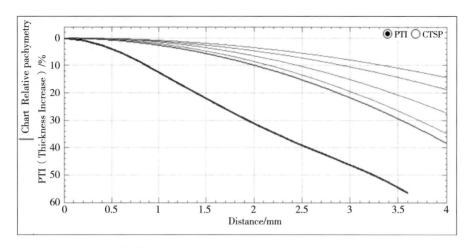

图 6-3-15　角膜厚度增加百分比 PTI 图，表示从中央至周边的厚度增加趋势

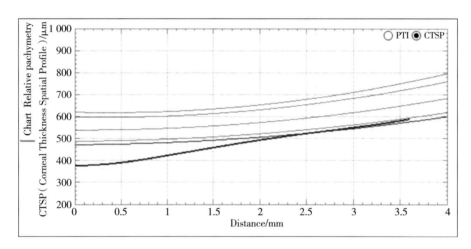

图 6-3-16　角膜厚度空间分布 CTSP 图

图 6-3-11 第三行右图则为如前所述的关注点图（见图 6-3-7）。关注点越集中、红圈越小，圆锥角膜的可能性越大。

综上所述，Sirius 三维角膜地形图对于诊断圆锥角膜的阅图流程为：①阅读四联图及圆锥角膜筛选参数，注意图形形态及数值大小；②阅读圆锥角膜总结分析图，注意三行图形变化及数值大小。然而，对于圆锥角膜尤其是早期圆锥角膜的诊断，除了角膜前、后表面形态及数据分析之外，还需要与临床其他资料相结合。

三、疑似圆锥角膜及圆锥角膜的追踪随访

圆锥角膜通常经历从疑似逐渐进展至临床的不同阶段，在未能确定诊断的情况下，有必要进行定期的角膜地形图检查，以进行追踪随访。比如观察角膜的前、后表面是否有进行性变陡；角膜厚度是否存在进行性变薄，以及厚度空间改变率是否持续性增加等。对于已经诊断为圆锥角膜的患者，也可以通过随访及比较软件，观察分析圆锥角膜的进展趋势或评估某一治疗措施如配戴 RGP 或进行角膜胶原交联治疗的疗效（图 6-3-17、图 6-3-18）。

通过比较不同时间点的各角膜前、后表面指数，以确定角膜形态是否稳定。也可以选择"比较（comparison）"分析模式、"差异（differential）"分析模式，观察两个时间点图形以及指数的差异（图 6-3-19、图 6-3-20）。

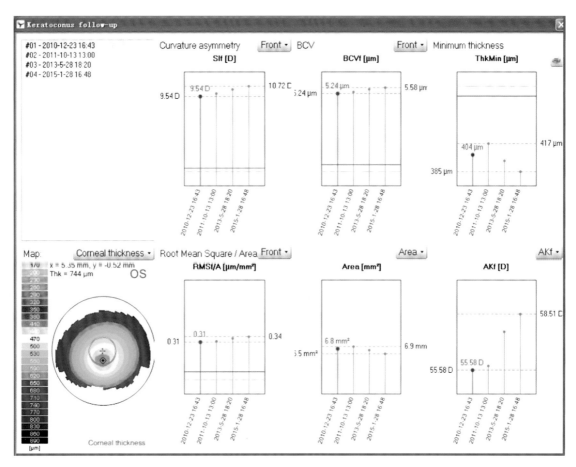

图 6-3-17　不同时间点角膜前表面指数随访图

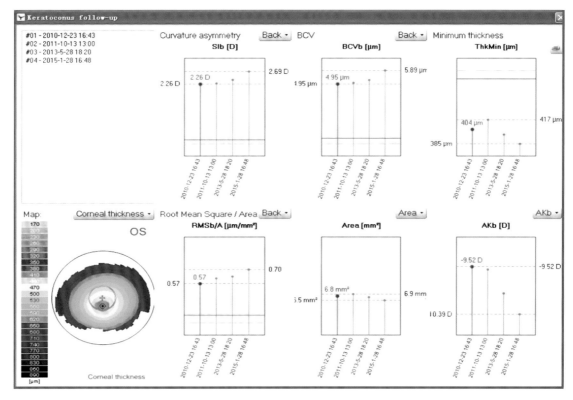

图 6-3-18　不同时间点角膜后表面指数随访图

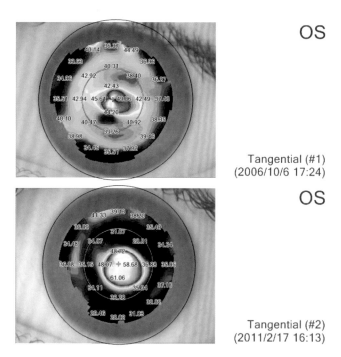

图 6-3-19　两个不同时间点的比较分析模式左眼随访 4 年余,圆锥角膜有一定程度的进展

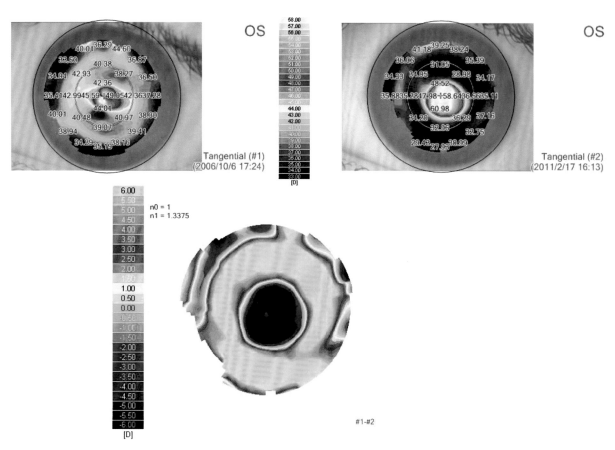

图 6-3-20　上图的差异分析模式,显示两个时间点角膜等效屈光力的差异(下图),提示圆锥角膜的进展

第四节　早期圆锥角膜与角膜膨隆的临床诊断思路

除了角膜地形图检查之外，根据圆锥角膜的临床特点，须重点关注下列几个方面。

1. 多在青春期发病，21 岁以下者为高危人群。

2. 屈光不正史及圆锥角膜家族史，尤其是近年来近视、散光屈光度以及矫正视力的变化情况。圆锥角膜往往表现为近视及散光度持续增加，矫正视力下降。

3. 双眼对称性除非是机械外力因素，如外伤或角膜屈光手术等导致的"继发性圆锥角膜"，临床上并不存在真正的"单眼"圆锥角膜，绝大多数累及双眼，但发病时间早晚不一致，须特别警惕双眼散光度显著不等、角膜地形图显著不对称的病例。一眼确诊为圆锥角膜，另一眼也要按圆锥角膜，即顿挫型圆锥角膜对待[21]。

4. 术前计算近视激光角膜屈光手术前，须计算角膜组织改变百分比（percentage of tissue altered，PTA）[22]。PTA=（FT+AD）/CCT，其中 FT 为角膜瓣厚度（flap thickness，FT），AD 为激光切削深度（ablation depth，AD），与矫正屈光度及光区大小相关；CCT 为中央角膜厚度（central corneal thickness，CCT）。假如 PTA 值过高，尤其当大于 40% 时，即使术前角膜形态正常，也存在术后角膜膨隆的高风险。与之前单纯考虑角膜瓣下剩余基质床（residual stromal bed，RSB）厚度必须大于 $250\mu m$ 相比，PTA 更能个体化地综合反映角膜瓣厚度、激光切削深度与角膜中央厚度之间的比例关系。

5. 外伤因素、过敏性结膜炎、春季卡他性结膜炎等，经常用力揉眼。外伤或过度用力揉眼，机械性外力可导致角膜胶原纤维层间连接松弛、滑动。而炎症细胞浸润、酶活性增加，可导致角膜胶原纤维结构的破坏、角膜生物力学的强度下降[23]。

6. 高眼压　眼压的升高尤其是高度近视术后或有疑似圆锥角膜者，在高眼压的作用下，更容易导致角膜膨隆[24]。

7. 屈光回退　近视角膜屈光矫正术后发生角膜屈光力持续增加、屈光度持续回退者，要考虑角膜膨隆的可能。

需要指出的是，在利用角膜地形图测量仪器筛查圆锥角膜时应注意与"假性圆锥角膜"或"非原发性圆锥角膜"进行鉴别。在发现角膜前表面有异常变陡或隆起时，应着重观察相对应的角膜后表面是否有异常隆起、角膜厚度是否变薄。假性圆锥角膜、非原发性圆锥角膜的表现形式及成因主要为：

1. 生理性"角膜顶点移位征"　年龄多在 35 岁以上、屈光度特别是散光度数稳定、矫正视力均在 0.8 以上。角膜地形图表现为前表面下方陡峭，I-S 值或 SIf 值异常，但角膜后表面及角膜厚度正常（图 6-4-1、图 6-4-2）。

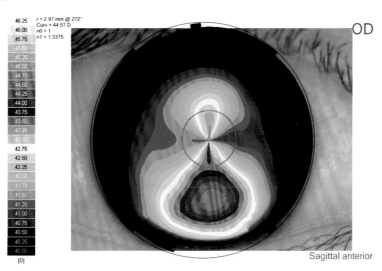

图 6-4-1　角膜前表面矢状曲率图，下方显著陡峭

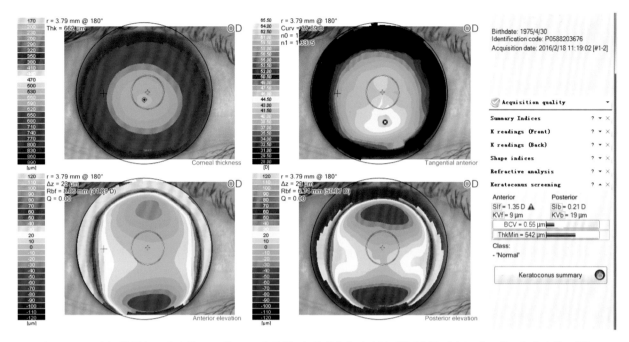

图 6-4-2 除角膜顶点下移之外，SIf 值 1.35 为异常，但其他指标包括角膜厚度及后表面均正常，分类为"正常"

上述病例行常规模式的准分子激光上皮下角膜磨镶术（laser-assisted subepithelial keratomileusis，LASEK）后，由于角膜中央变平，原移位的顶点更显隆起，成一假性圆锥改变。圆锥角膜总结分析图除角膜厚度因手术变薄外，其他指标均在正常范围，提示为近视术后（图 6-4-3、图 6-4-4）。

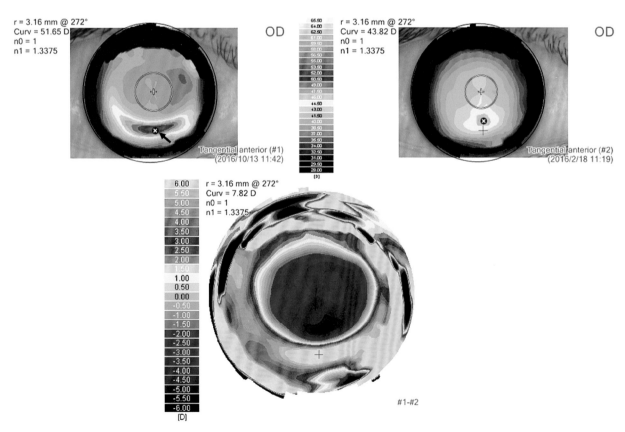

图 6-4-3 术前（右上图）、后（左上图）角膜前表面切向差异图（下图）显示角膜前表面顶点更显隆起（51.65D），成假性圆锥（黑色箭头）

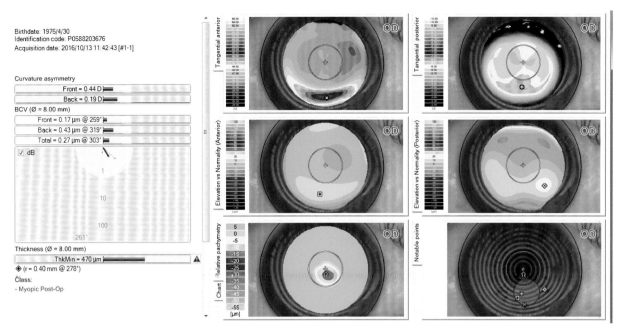

图 6-4-4 圆锥角膜总结分析图显示为近视术后

2. 测量误差 利用镜面反射测量角膜前表面的投射型角膜地形图系统,真正获得的图形是覆盖于角膜前表面的泪膜的形态。在泪液增多时,由于液体张力的原因可在近睑缘处局部出现"陡峭地形"使下方角膜地形出现陡峭区域。而当泪膜破裂时间短、泪膜不完整时,角膜前表面可出现不规则或异常陡峭的形态,测量时应尽量避免这些误差[25]。

3. 角膜接触镜引起的角膜翘曲(contact lens-induced corneal warpage) 长期配戴角膜接触镜所致,产生的原因:①缺氧导致角膜上皮层和基质层水肿或增生、局部变凸、曲率增加;②角膜接触镜长期压迫角膜改变了角膜的均匀性和对称性。角膜接触镜引起翘曲的角膜地形图有前表面异常隆起及不规则散光,但没有角膜变薄、后表面前凸等特征,通过停戴角膜接触镜,角膜地形图可逐渐变得规则(图 6-4-5)。

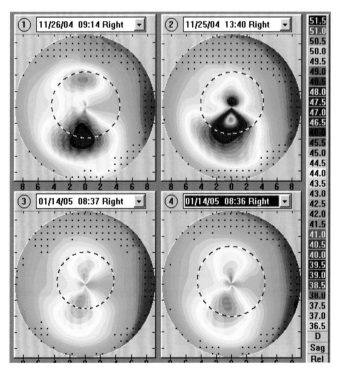

图 6-4-5 前表面角膜地形图,角膜接触镜摘掉后即刻(右上图)、1 天(左上图)及 1 个月后(下图)

4. 透明边缘角膜变性(pellucid marginal corneal degeneration,PMD) 较罕见、非遗传性、双眼性疾病。特点是：透明的、位于下方的周边角膜变薄，无炎症反应，角膜隆起位于变薄区域的上方。鉴别要点：圆锥角膜的最薄点与最隆起点一致，而PMD最隆起处位于最薄区域的上方，伴高度逆规性不规则散光，鼻侧及颞侧变陡，下方呈环形(图6-4-6、图6-4-7)。

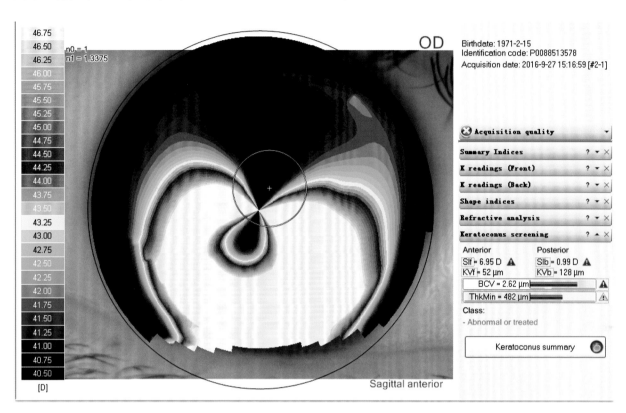

图6-4-6　透明边缘角膜变性PMD的角膜前表面矢状曲率图，隆起呈"蟹爪"或"胡子"样改变

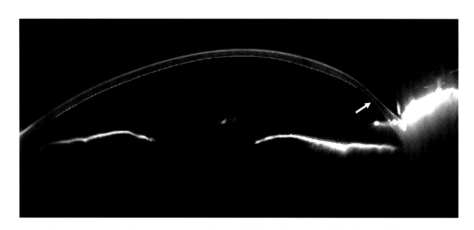

图6-4-7　PMD的Scheimpflug断层扫描图像，下方近角膜缘显著变薄(箭头)

5. 远视性角膜屈光术后、近视偏心切削 远视性角膜屈光术后曲率图显示角膜前/后表面中央隆起，光学区周围角膜相对变平；高度图显示角膜前表面高度增加、后表面高度降低；中央角膜厚度正常(图6-4-8)。询问病史可明确诊断。

近视角膜屈光术后，角膜前表面光学区中央变平，其周围相对隆起呈"面包圈"样改变(前表面切向曲率图显示更为典型)。后表面高度增加、角膜中央变薄。假如激光切削时未修正kappa角，光学区中心容易向上或鼻上方偏移，与瞳孔缩小时偏移的方向一致(图6-4-9)。当发生屈光回退，近视及散光度数增加时，应动态观察角膜前、后表面形态的变化，以确认是否有角膜膨隆，不应贸然做二次增效手术(图6-4-10)。

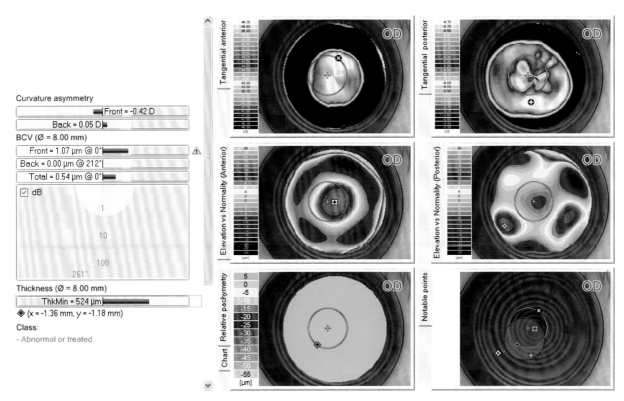

图 6-4-8 角膜前/后表面中央隆起，周围变平，前表面中央高度增加、后表面高度降低，厚度正常，
提示为"异常或治疗后"

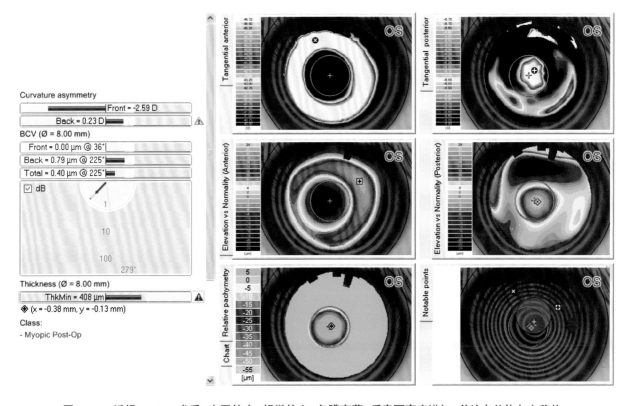

图 6-4-9 近视 LASIK 术后，光区偏小、轻微偏心，角膜变薄、后表面高度增加，关注点总体向上移位，
诊断分类为"近视术后"

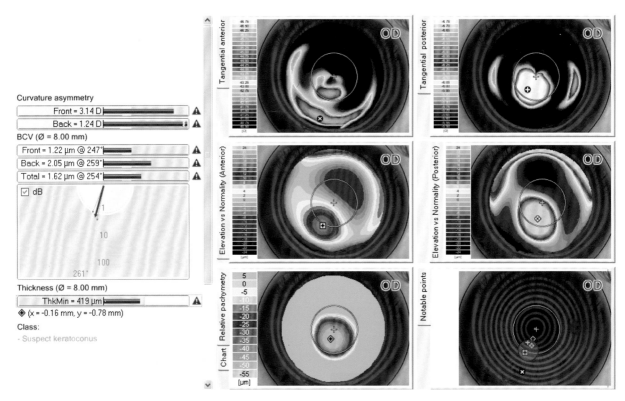

图 6-4-10　近视 LASIK 术后 2 年，角膜膨隆，角膜前 / 后表面指数及厚度均异常，
关注点集中并向颞下偏移，分类为"疑似圆锥角膜"

6. 角膜瘢痕　由于角膜透明度下降，可影响扫描裂隙光带的通透、Scheimpflug 成像质量下降，导致角膜后表面异常"隆起"、厚度显著变"薄"。裂隙灯显微镜检查及 Scheimpflug 图像可明确判断角膜透明度对成像质量的影响、角膜超声测厚可以获得符合实际的角膜厚度（图 6-4-11、图 6-4-12）。

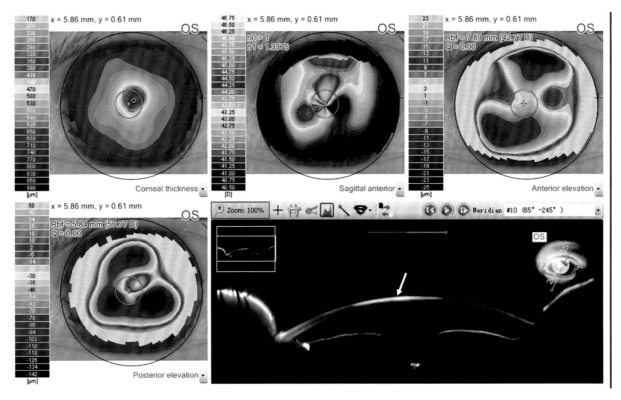

图 6-4-11　角膜瘢痕（箭头）导致角膜厚度假性变薄（左上）、后表面假性隆起（左下）

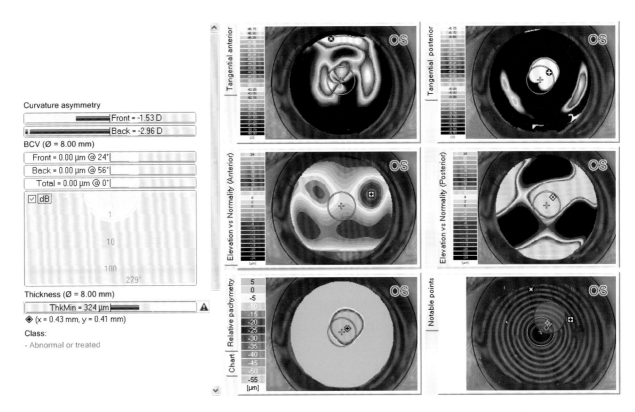

图 6-4-12 角膜瘢痕导致角膜异常隆起、厚度变"薄"，分类提示为"异常或治疗后"

第五节　病 例 分 析

一、病例1

1. 一般情况及检查　男性，19 岁，学生，因参军而要求行近视激光手术。近一年屈光度基本稳定。显然验光：右眼 −6.00DS/−1.25DC×20=1.2；左眼 −6.00DS/−1.75DC×170=1.2。A 超中央角膜厚度：右眼 544μm、左眼 546μm；其他检查无特殊情况。

2. Sirius 三维角膜地形图检查（图 6-5-1、图 6-5-2）　右眼各指数及角膜厚度均无异常，但各关注点相对集中，提示为正常角膜。左眼角膜前表面曲率不对称指数可疑、后表面曲率不对称指数异常；与正常角膜相比的后表面最高点值 KVb 达 25μm，各关注点集中，提示为"疑似圆锥角膜"。

3. 病例特点　年龄 <21 岁；两眼角膜形状不对称，左眼已经有比较明显的圆锥角膜表现。

4. 处理　密切观察，必要时配戴 RGP 或行角膜胶原交联治疗。

二、病例2

1. 一般情况及检查　女性，37 岁，办公室职员，要求行近视激光手术。近 2 年屈光度基本稳定。显然验光：右眼 −3.25DS=1.0；左眼 −3.25DS=1.0。A 超中央角膜厚度：右眼 490μm、左眼 485μm；其他检查无特殊情况。

2. Sirius 三维角膜地形图检查（图 6-5-3、图 6-5-4）　右眼角膜偏薄，关注点偏鼻下比较集中，虽然指数无异常提示，但分类提示为疑似圆锥角膜；左眼角膜后表面曲率不对称指数及角膜厚度均为可疑，分类为疑似圆锥角膜。

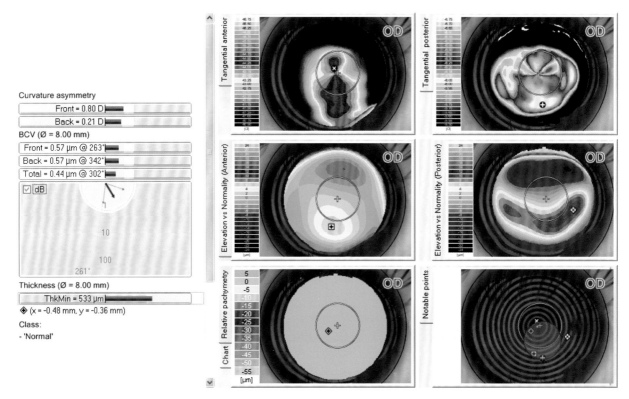

图 6-5-1　右眼圆锥角膜总结图分类为"正常"

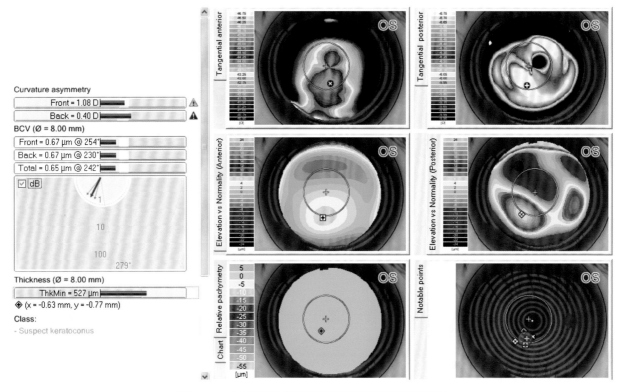

图 6-5-2　左眼圆锥角膜总结图分类为"疑似圆锥角膜"

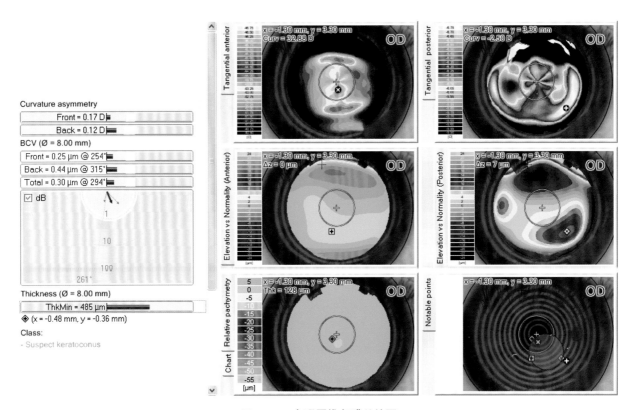

图 6-5-3 右眼圆锥角膜总结图

各指数均在正常范围,但分类提示为"疑似圆锥角膜"。

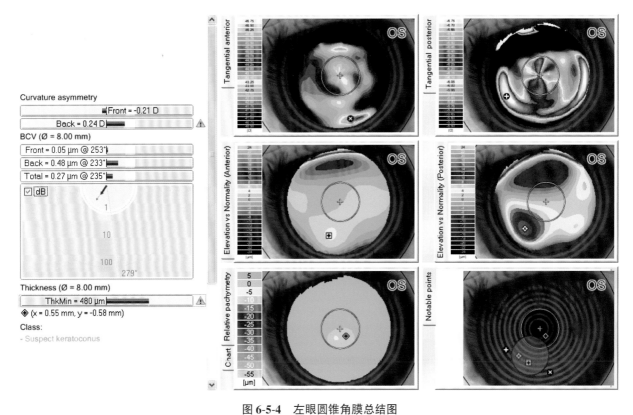

图 6-5-4 左眼圆锥角膜总结图

后表面曲率不对称指数及厚度可疑,提示为"疑似圆锥角膜"。

3. 病例特点 年龄 37 岁，基本已经度过危险阶段；虽然角膜偏薄，但近视屈光度相对较低。患者本人理解、有比较强的手术意愿。

4. 处理 双眼准分子激光表层手术 LASEK。术后随访 2 年以上，裸眼视力好、屈光度及角膜形态稳定。

三、病例 3

1. 一般情况及检查 女性，31 岁，工程师，戴软性角膜接触镜 10 年，停戴 20 天，要求行近视激光手术。近 2 年屈光度基本稳定。显然验光：右眼 −7.75DS/−1.00DC×30=1.0；左眼 −6.75DS/−0.75DC×165=1.0。A 超中央角膜厚度：右眼 534μm、左眼 536μm；双眼暗室瞳孔直径 5.5μm，其他检查无特殊情况。

2. Sirius 三维角膜地形图检查（图 6-5-5~ 图 6-5-7） 右眼角膜前表面不对称指数异常、左眼可疑，

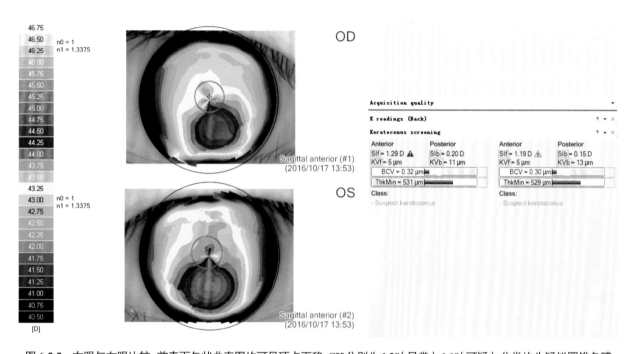

图 6-5-5 右眼与左眼比较，前表面矢状曲率图均可见顶点下移，SIf 分别为 1.29(异常)、1.19(可疑)，分类均为疑似圆锥角膜

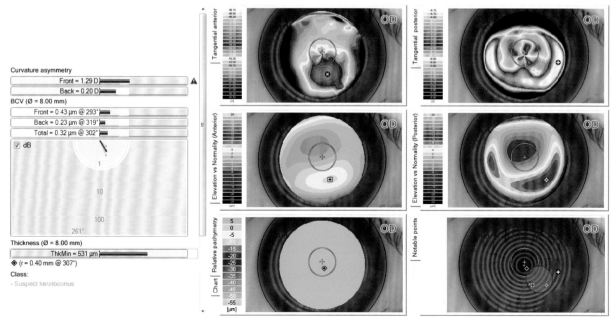

图 6-5-6 右眼圆锥角膜总结图
除前表面曲率不对称指数显示异常外，其余指数均为正常。

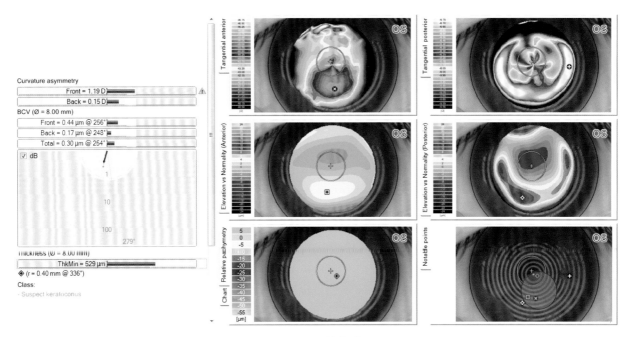

图 6-5-7　左眼圆锥角膜总结图
除前表面曲率不对称指数显示可疑外,其余指数均为正常。

分类提示双眼均为疑似圆锥角膜。但其他角膜前、后表面指数及角膜厚度正常;KVf、KVb 值正常,关注点相对较分散。为确保安全,用 Pentacam 角膜地形图进行验证(图 6-5-8~图 6-5-11)。

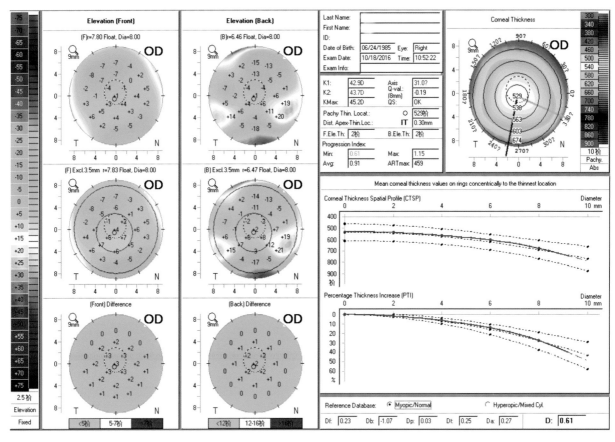

图 6-5-8　右眼 Pentacam 地形图 BAD 分析正常

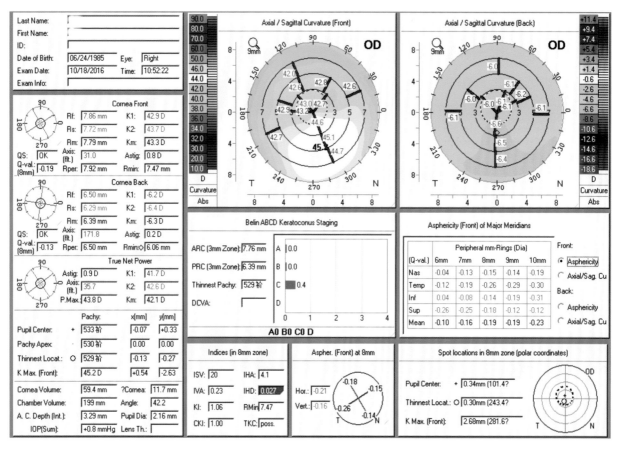

图 6-5-9　右眼 Pentacam 地形图 ABCD 分级正常，前表面 IHD 异常，TKC 提示为疑似

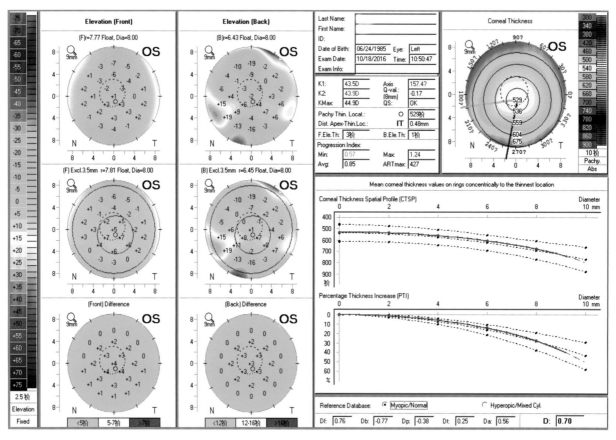

图 6-5-10　左眼 Pentacam 地形图 BAD 分析正常

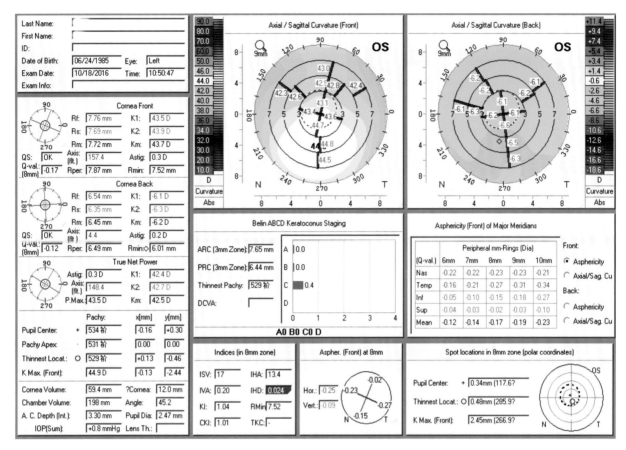

图 6-5-11 左眼 Pentacam 地形图 ABCD 分级正常，前表面 IHD 异常，TKC 提示为正常

3. 病例特点 年龄 31 岁，相对安全；两种角膜地形分析系统均显示仅为单纯角膜前表面曲率不对称指数或前表面高度指数可疑，在停戴角膜接触镜、排除角膜接触镜所致角膜翘曲的情况下，考虑为角膜前表面顶点移位所致。

4. 处理 双眼飞秒 -LASIK，因瞳孔直径较小，为节约角膜组织适当缩小光区。

四、病例4

1. 一般情况及检查 女性，29 岁，教师。因在眼镜店配镜左眼矫正视力不良前来就诊。显然验光：右眼 –2.50DS/–0.50DC × 26=1.0；左眼 –4.25DS/–1.75DC × 148=0.7。角膜透明，其他眼部检查未见异常。

2. Sirius 三维角膜地形图检查（图 6-5-12、图 6-5-13） 右眼角膜厚度偏薄，但仍属正常；各关注点较集中，分类提示为正常。而左眼除角膜厚度可疑外，其他指数均异常，分类提示为圆锥角膜。用Pentacam 角膜地形图进行验证，结果一致（图 6-5-14~图 6-5-17）。

3. 病例特点 两眼屈光参差，左眼散光度显著高于右眼、矫正视力较差；两种角膜地形分析系统均显示仅为左眼异常，诊断为单眼（左眼）圆锥角膜。

4. 处理 建议配戴 RGP，随访观察、必要时行角膜胶原交联治疗。

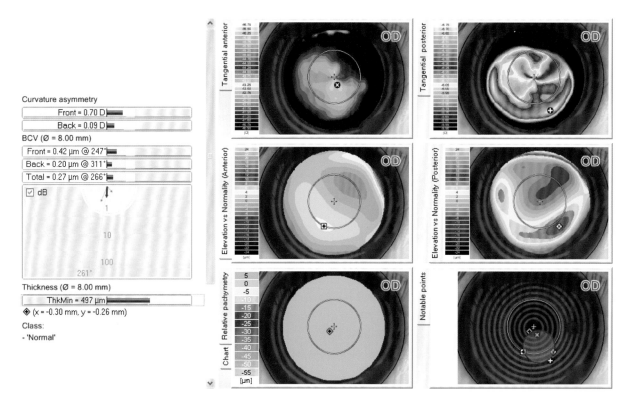

图 6-5-12　右眼 Sirius 圆锥角膜总结图
　　各指数及分类提示正常。

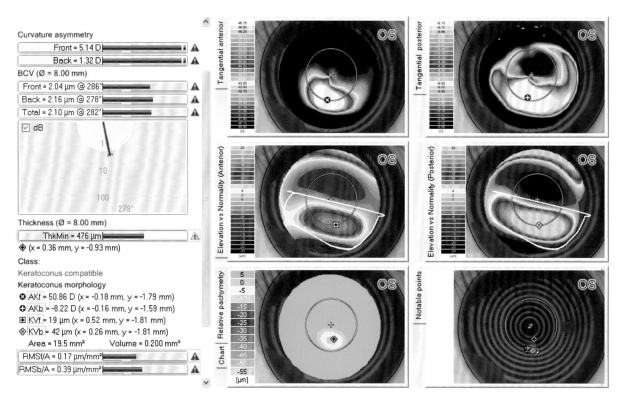

图 6-5-13　左眼 Sirius 圆锥角膜总结图
　　各指数异常，分类提示为圆锥角膜。

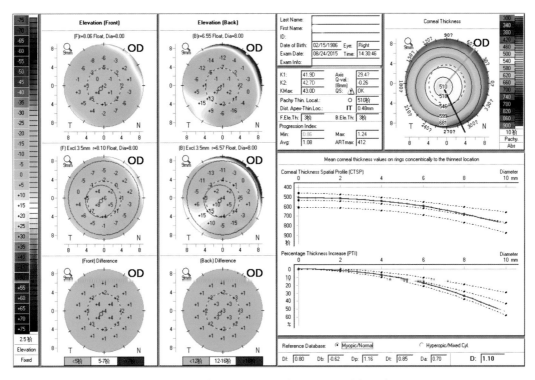

图 6-5-14 右眼 Pentacam 地形图 BAD 分析正常

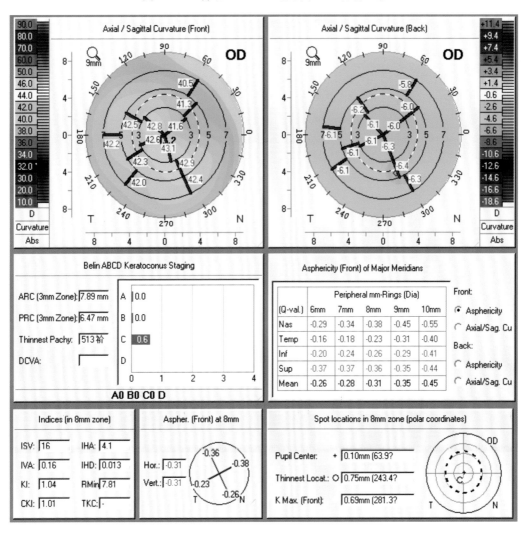

图 6-5-15 右眼 Pentacam 地形图 ABCD 分级正常

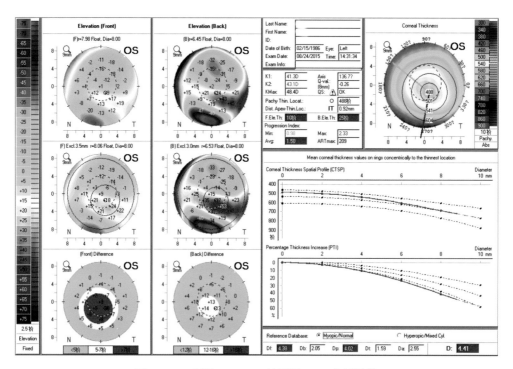

图 6-5-16　左眼 Pentacam 地形图 BAD 分析异常

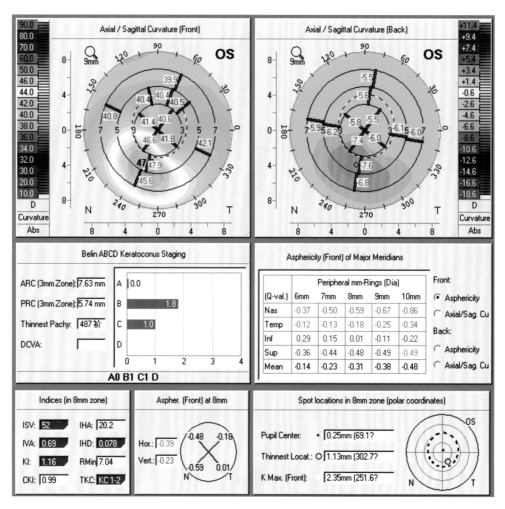

图 6-5-17　左眼 Pentacam 地形图 ABCD 分级 A0B1C1，TKC 分类为 KC1-2

（陈跃国）

参 考 文 献

1. MAGUIRE L J, LOWRY L C. Identifying progression of subclinical keratoconus by serial topography analysis. Am J Ophthalmol, 1991, 112(1): 41-45.

2. WILSON S E, LIN D T C, KLYCE S D. Corneal topography of keratoconus. Cornea, 1991, 10(1): 2-8.

3. SANTHIAGO M R, SMADJA D, WILSON S E, et al. Role of percent tissue altered on ectasia after LASIK in eyes with suspicious topography. J Refract Surg, 2015, 31(4): 258-265.

4. SMADJA D, TOUBOUL D, COHEN A, et al. Detection of subclinical keratoconus using an automated decision tree classification. Am J Ophthalmol, 2013, 156(2): 237-246.

5. RANDLEMAN J B, DUPPS W J, SANTHIAGO M R, et al. Screening for keratoconus and related ectatic corneal disorders. Cornea, 2015, 34(8): 20-22.

6. BAE G H, KIM J R, KIM C H, et al. Corneal topographic and tomographic analysis of fellow eyes in unilateral keratoconus patients using Pentacam. Am J Ophthamol, 2014, 157(1): 103-109.

7. RUISEÑOR VÁZQUEZ P R, GALLETTI J D, MINGUEZ N, et al. Pentacam Scheimpflug tomography findings in topographically normal patients and subclinical keratoconus cases. Am J Ophthalmol, 2014, 158(1): 32-40.

8. ZADNIK K, BARR J T, EDRINGTON T B, et al. Baseline findings in the Collaborative Longitudinal Evaluation of Keratoconus (CLEK)Study. Invest Ophthalmol Vis Sci, 1998, 39(13): 2537-2546.

9. RABINOWITZ Y S, MCDONNELL P J. Computer-assisted corneal topography in keratoconus. Refract Corneal Surg, 1989, 5(6): 400-408.

10. RABINOWITZ Y S, RASHEED K. KISA% index: a quantitative videokeratography algorithm embodying minimal topographic criteria for diagnosing keratoconus. J Cataract Refract Surg, 1999, 25(10): 1327-1335.

11. MAEDA N, KLYEE S D, SMOLEK M K, et al. Automated keratoconus screening with corneal topography analysis. Invest Ophthalmol Vis Sci, 1994, 35(6): 2749-2757.

12. KALIN N S, MAEDA N, KLYCE S D, et al. Automated topographic screening for keratoconus in refractive surgery candidates. CLAO J, 1996, 22(3): 164-167.

13. SCHLEGEL Z, HOANG-XUAN T, GATINEL D. Comparison of and correlation between anterior and posterior corneal elevation maps in normal eyes and keratoconus-suspect eyes. J Cataract Refract Surg, 2008, 34(5): 789-795.

14. MONTALBÁN R, ALIO J L, JAVALOY J, et al. Correlation of anterior and posterior corneal shape in keratoconus. Cornea, 2013, 32(7): 916-921.

15. TOMIDOKORO A, OSHIKA T, AMANO S, et al. Changes in anterior and posterior corneal curvatures in keratoconus. Ophthalmology, 2000, 107(7): 1328-1332.

16. BELIN M W, DUNCAN J, AMBROSIO J R, et al. A new tomographic method of staging/classifying keratoconus: the ABCD grading system. International Journal of Keratoconus and Ectatic Corneal Diseases, 2015, 4(3): 85-93.

17. ACCARDO P A, PENSIERO S. Neural network-based system for early keratoconus detection from corneal topography. Journal of Biomedical Informatics, 2003, 35(3): 151-159.

18. LANZA M, IACCARINO S, CENNAMO M, et al. New Scheimpflug camera device in measuring corneal power changes after myopic laser refractive surgery. Contact Lens & Anterior Eye, 2015, 38(2): 115-119.

19. ARBELAEZ M C, VERSACI F, VESERI G, et al. Use of support vector machine for keratoconus and subclinical keratoconus detection by topographic and tomographic data. Ophthalmology, 2012, 119(11): 2231-2238.

20. AMBRÓSIO R J R, ALONSO R S, LUZ A, et al. Corneal-thickness spatial profile and corneal-volume distribution: tomographic indices to detect keratoconus. J Cataract Refract Surg, 2006, 32(11): 1851-1859.

21. RABINOWITZ Y S. Keratoconus. Surv of Ophthalmol, 1998, 42(4): 297-319.

22. SANTHIAGO M R, SMADJA D, GOMES B F, et al. Association between the percent tissue altered and post-laser in situ keratomileusis ectasia in eyes with normal preoperative topography. Am J Ophthalmol, 2014, 158(1): 87-95.

23. BAWAZEER A M, HODGE W G, LORIMER B. Atopy and keratoconus: A multivariate analysis. Br J Ophthalmol, 2000, 84

（8）: 834-836.

24. QI H, HAO Y S, XIA Y J, et al. Regression-related factors before and after laser in situ keratomileusis. Ophthalmologica, 2006, 220（4）: 272-276.

25. MONTÉS-MICÓ R, CERVIÑO A, FERRER-BLASCO T, et al. The tear film and the optical quality of the eye. Ocul Surf, 2010, 8（4）: 185-192.

第七章

角膜生物力学测量在早期圆锥角膜筛查中的应用

近年来,在体角膜生物力学测量的方法有了长足的发展,眼反应分析仪(ocular response analyser,ORA)与可视化角膜生物力学分析仪 Corvis ST 的研发,使得在体角膜生物力学测量技术越来越受到关注。如前所述,圆锥角膜以角膜局部进行性变薄、向前锥形突出为临床特征,会导致角膜不规则散光以及进行性的视力下降,最终因病变局部后弹力层破裂导致不可逆的角膜瘢痕。圆锥角膜发病过程中可观察到角膜基质胶原纤维含量减少、分布和排列异常,这一组织病理学改变会引起角膜基质变薄,并发生特征性的形态学改变。圆锥角膜发生发展过程中其组织病理学改变必然导致角膜生物力学变化,而角膜生物力学变化甚至更早于角膜形态学变化发生并能早期被识别。因此,角膜的生物力学测量,有助于圆锥角膜及角膜膨隆的早期诊断。

第一节　眼反应分析仪

一、简介

眼反应分析仪(ORA)是世界上首台商用的在体(in vivo)角膜生物力学特性测量设备,于 2005 年开发,近年来在眼科临床得到了广泛应用。ORA 的原理类似一台非接触眼压测量计,其利用一股脉冲气流作用于角膜,同时应用红外(IR)光束光电系统监测角膜的形变,在角膜被压平时探测器接收到的红外光反射达到最大,通过探测角膜形变过程中两次被压平的状态检测角膜的生物力学强度(图 7-1-1)。

角膜受到脉冲气流的作用后,角膜顶点向内移动达到第一次角膜压平状态,角膜继续发生凹陷直到向内运动停止,形变达到最大,随后角膜形状逐渐恢复,在此过程中再一次达到压平状态,最终恢复原状。在这两个压平状态下分别测得一个压力值(P1 及 P2),由于角膜的黏弹性,P2 通常小于 P1,P1 与 P2 之间的差异被称为角膜黏滞性(corneal hysteresis,CH)(图 7-1-2)。同时,设备输出 P1 与 P2 的平均值,被称为 IOPg(Goldmann 相关 IOP),以及改良的 IOPcc(角膜补偿 IOP)。

ORA 反映角膜生物力学的主要参数为角膜黏滞性 CH 与角膜阻力因子(corneal resistance factor,CRF)。在正常人群中,CH 与许多角膜特性显著相关:如角膜曲率、散光、等效球镜、眼轴以及眼压,与中央角膜厚度(central corneal thickness,CCT)弱相关。在圆锥角膜患者中,CH 的测量值较正常对照人群更低。角膜阻力因子 CRF 是由 CH 与 IOPg 推算得出的生物力学参数,主要反映角膜整体硬度,它反映角膜受气流压迫产生形变时的阻力累积效应,包括黏性阻力和弹性阻力。该参数与 CCT、IOPg、CH 密切相关,与 IOPcc 无关。

总体而言,ORA 的设计基于单脉冲气流作用下的角膜双向压平过程形变监测,通过建立数学模型,分析并测算角膜压平过程中所表现的生物力学特征,给出 CH 与 CRF 两个生物力学参数,同时提供了不受角膜生物力学特性影响的矫正眼压值 IOPcc,提供了一种在体测量角膜生物力学特性的方法。

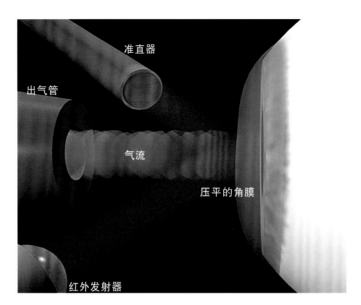

图 7-1-1　ORA 测量过程示意图

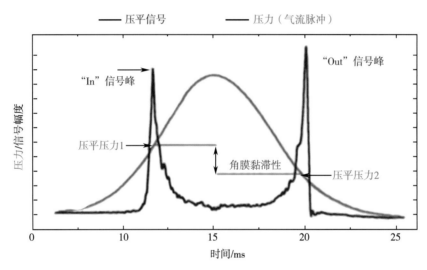

图 7-1-2　红色线条代表红外光反射信号强度：在角膜被压平时，反射强度达到峰值；绿色线条代表
气流压力强度；第一次压平与第二次压平之间压力的差值，即角膜黏滞性 CH

二、圆锥角膜的眼反应分析仪测量

自从 ORA 问世以来，就被广泛应用于扩张性角膜病变或角膜屈光手术的筛查、诊断和治疗随访，提供了第一手的角膜生物力学临床资料。既往研究报道，在圆锥角膜的患者中，角膜生物力学参数 CH 与 CRF 值较正常人显著下降。Shah 等[1]第一次报道在圆锥角膜患者中，角膜的 CH 值显著下降：该研究比较了 93 只圆锥角膜眼及 207 只正常眼的 CH 与 CCT，发现圆锥角膜眼的平均 CH 值为（9.6±2.2）mmHg，显著低于正常眼的（10.7±2.0）mmHg（$P<0.0001$）；平均 CCT 在圆锥角膜眼和正常眼分别是（491.8±54.7）μm 和（545.0±36.4）μm（$P<0.0001$）。其他研究也表明圆锥角膜的 CH 与 CRF 值显著下降，表明圆锥角膜眼的角膜生物力学强度减弱[2-4]。在角膜屈光术后也观察到类似的现象，提示角膜屈光手术削弱了手术眼的角膜生物力学强度，但圆锥角膜眼的 CH 与 CRF 下降更为显著[2,5-6]。

虽然观察到圆锥角膜患者的角膜 CH 值与 CRF 值显著下降，但这两个指标的诊断灵敏度及特异度并不高。实际上，临床上无法通过角膜 CH 或 CRF 值判断患者是否患有圆锥角膜，尤其是早期或可疑的圆锥角膜[3-4,7]。Fontes 等[7]的研究表明，在 63 只轻度圆锥角膜眼和 80 只性别及年龄匹配的正常眼中,虽然圆锥角膜眼的 CH 及 CRF 显著较正常眼低,但在诊断圆锥角膜时,CH 的灵敏度为 87%,特异度 65%,诊断准确性仅为 74.83%;CRF 的灵敏度为 90.5%,特异度 66%,诊断准确性仅为 76.97%。

最新的研究表明,不同于传统反映角膜生物力学的指标 CH 及 CRF,ORA 检查的形态学参数对圆锥角膜具有更高的诊断价值。近来研究人员对 ORA 检查中角膜变形的波形信号进行分析,产生了一系列新的参数,被称为波形参数(表 7-1-1)。Luz 等[8-9]将 ORA 相关参数分成压力源性参数(CH 及 CRF)以及波形源性参数(waveform-derived parameters)两大类。基于以上两类参数的结合,研究团队开发出圆锥角膜符合指数(keratoconus match index, KMI)以及圆锥角膜符合可能性(keratoconus match probability, KMP)等新参数,以提高圆锥角膜的诊断准确性。Labiris 等[10]探索了 KMI 区别可疑圆锥角膜及正常眼的诊断能力,该研究结果表明平均 KMI 值在可疑圆锥角膜(50 只眼)中为 0.41 ± 0.29,而在正常眼(50 只眼)中为 0.94 ± 0.29(P<0.001),预测准确性可达到 94%(临界值 0.72)。新参数的引入拓宽了 ORA 在圆锥角膜筛查和诊断中的应用,相信随着未来更多的临床观察和临床资料积累,ORA 在圆锥角膜筛查和诊断中会发挥更重要的作用。

总而言之,ORA 的应用开创了无创在体测量角膜生物力学特性的先河,加深了人们对角膜生物力学特性的理解,广泛应用于扩张性角膜疾病及屈光手术领域。运用 ORA 相关参数诊断圆锥角膜以及评估圆锥角膜治疗效果的研究还在不断进行中,期待未来有更好的表现。

表 7-1-1　ORA 角膜变形波形参数的描述

参数	描述
a index, b index	分别代表峰 1 和峰 2 的不均匀程度和中断次数
p1 area, p2 area	分别代表峰 1 和峰 2 上部 75% 的压平面积
aspect 1, aspect 2	分别代表压平峰 1 和峰 2 的高宽比
uslope 1, uslope 2	分别代表峰 1 和峰 2 从 25% 到顶点的增加率(斜率)
dslope 1, dslope 2	分别代表峰 1 和峰 2 从顶点到 25% 的下降率(斜率)
w 1, w 2	分别代表峰 1 和峰 2 底部的压平峰宽度
h 1, h 2	分别代表从峰 1 和峰 2 的最低点到最高点压平峰的高度
dive 1, dive 2	峰 1 和峰 2 从峰值到第一次中断的长度的绝对值
path 1, path 2	峰 1 和峰 2 附近长度的绝对值
mslew 1, mslew 2	在峰 1 和峰 2 不中断的情况下的最大增加幅度
slew 1, slew 2	分别代表 dive 1 和 dive 2 的斜率
aplhf	平均面积均一化下峰 1 和峰 2 之间的高频噪声
QI	峰 1 和峰 2 的波形选择的质量指标(波形得分)
p1 area 1, p2 area 1	分别代表峰 1 和峰 2 上部 50% 的压平面积
aspect 1^1, aspect 2^1	分别代表 50% 压平时峰 1 和峰 2 的高宽比
uslope 1^1, uslope 2^1	分别代表峰 1 和峰 2 从 50% 到顶点的增加率(斜率)
dslope 1^1, dslope 2^1	分别代表峰 1 和峰 2 从顶点到 50% 的下降率(斜率)
w 1^1, w 2^1	分别代表峰 1 和峰 2 在 50% 压平处的峰宽度
h 1^1, h 2^1	分别代表从峰 1 和峰 2 的 50% 处到最高点压平峰的高度
path 1^1, path 2^1	峰 1 和峰 2 上方 50% 附近长度的绝对值

第二节　可视化角膜生物力学分析仪

一、可视化角膜生物力学分析仪简介与动态角膜反应参数

Corvis ST 是于 2010 年开发并首次应用于临床的在体角膜生物力学测量设备。Corvis ST 系统首次将 Scheimpflug 超高速照相成像系统与气流式非接触眼压计结合,动态观察角膜在气流作用下发生变形反应的全过程并进行分析。Scheimpflug 成像系统同时具有高时间和空间分辨率,测量时沿角膜水平子午线 8mm 直径内每秒捕获 4 430 帧图像。Corvis ST 系统会在气流发出后的 31ms 内捕获 140 张高清图像,在此过程中评估动态角膜反应(dynamic corneal response, DCR),同时计算 IOP 以及测量角膜厚度。这 140 张高清图像清晰地描绘了气流发出后角膜的整个形变过程,每张图像有 576 个测量点,精准监测角膜动态形变反应[11]。

与 ORA 检查过程类似,角膜在气流作用下,角膜顶点向内运动,经过第一次压平状态达到最大凹陷后,角膜顶点向外运动再次达到压平状态,直至恢复原有形态(图 7-2-1)。在这个过程中,有 3 个状态值得重点关注,即:①角膜第一次被压平;②角膜达到最大凹陷,此时角膜形变达到最大;③角膜在恢复原状过程中第二次达到压平状态。

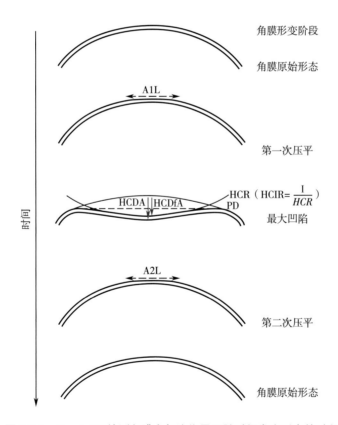

图 7-2-1　Corvis ST 检测角膜在气流作用下随时间发生形变的过程

A1L:第一次压平时压平角膜的长度;A1T:第一次压平的时间;A1V:第一次压平时角膜顶点速度;A2L:第二次压平时压平角膜长度;A2T:第二次压平的时间;A2V:第二次压平时角膜顶点速度;HCDA:最大凹陷处的变形幅度;HCDfA:最大凹陷处的偏转振度;HCIR:最大凹陷处的曲率半径;HCR:最大凹陷处的角膜曲率半径;PD:峰值距离。

在这三种特殊状态下,机器采集相应参数,反映动态角膜形变(dynamic corneal response, DCR)过程[12](表 7-2-1)。

表 7-2-1　Corvis ST 主要 DCR 参数描述

角膜变形阶段	参数	描述
第一次压平	A1DfA	首次压平时角膜顶点相对于初始状态的位移
	A1L	第一次压平时压平角膜的长度
	A1V	第一次压平时角膜顶点速度
	A1T	第一次压平的时间
最大凹陷处	DA ratio max1	角膜顶点的变形幅度与顶点周围 1mm 处的变形幅度之比
	DA ratio max2	角膜顶点的变形幅度与顶点周围 2mm 处的变形幅度之比
	HCDA	最大凹陷时的总角膜位移
	HCDfA	最大凹陷时角膜顶点相对于初始状态的位移
	HCIR	最大凹陷处曲率半径的倒数
	HCR	最大凹陷处的曲率半径
	PD	最大凹陷时角膜两个峰之间的距离
	T-HC	从气流开始到达到最大凹陷时的时间
第二次压平	A2DfA	第二次压平时角膜顶点相对于初始状态的位移
	A2L	第二次压平时压平角膜的长度
	A2V	第二次压平时角膜顶点速度
	A2T	第二次压平的时间

DCR 参数通过描述角膜在气流作用下的形变过程,反映出角膜的生物力学特性,这些参数主要与角膜硬度密切相关。通过一系列统计学处理与线性回归分析发现,下列参数主要与角膜硬度正相关:角膜厚度、A1L、A1T、HCR、A2L、A2V;以下参数主要与角膜硬度负相关:A1V、DA ratio、HCDA、HCDfA、PD、HCIR 以及 A2T。通过对 DCR 参数的理解,有助于检查者理解角膜在气流压力作用下的反应性,进一步理解角膜的生物力学特性[13-14](图 7-2-2)。

二、基于算法和人工智能的计算参数

在评估动态角膜反应(dynamic corneal response, DCR)的基础上,Corvis ST 系统在算法上不断推陈出新,提出了新的计算参数,包括角膜硬度参数(stiffness parameters)、角膜生物力学指数(corneal biomechanical index, CBI)、角膜地形图及生物力学指数(tomographic and biomechanical index, TBI)以及角膜应变-应力指数(stress-strain index, SSI)等,这些指标单独或联合应用,进一步提高了对圆锥角膜,尤其是可疑圆锥角膜的诊断准确性。

1. 角膜硬度参数　物理学上,硬度一般指材料抵抗形变的能力。现有的角膜硬度参数包括 SP-A1(stiffness parameter at applanation 1)及应力-应变指数(SSI)等。SP-A1 是根据施加压力(角膜表面的气压减去 bIOP)除以位移(第一次压平 A1 时角膜顶点的位移)的比值计算得出的,反映角膜抵抗形变的能力,既往研究表明圆锥角膜眼的 SP-A1 较正常眼低,随着年龄增长角膜硬度增加[15-16]。SSI 是最近提出的反映角膜硬度的生物力学参数,研究表明 SSI 基本不受 IOP 及角膜厚度的影响,只与年龄呈现正相关[17-18]。这一特性使得 SSI 有望成为评估角膜生物力学特性的理想参数,但目前相关研究报道仍然较少,相信随着临床研究的开展以及临床数据的积累,未来会有更广阔的应用领域及临床参考价值。

2. 角膜生物力学指数 CBI　是对动态角膜反应参数(包括 DA-ratio1、DA-ratio2、A1V、HCDA 的标准差)、水平相对角膜厚度(ARTh)以及角膜硬度参数(SPA1)进行线性回归后得出,综合反映角膜的生物力学特性,主要用于筛查和诊断角膜膨隆或其他扩张性角膜病变(图 7-2-3)。

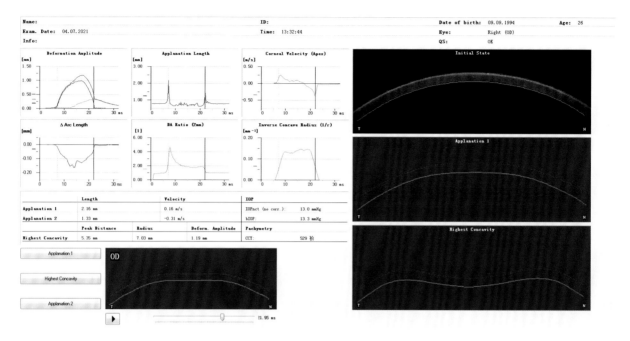

图 7-2-2　Corvis ST 动态角膜反应(DCR)检测输出界面

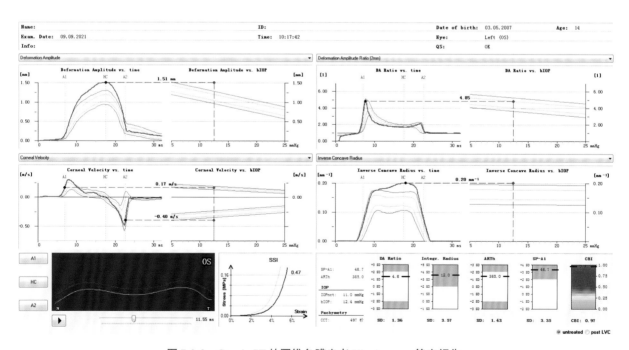

图 7-2-3　Corvis ST 的圆锥角膜患者 Vinciguerra 筛查报告

CBI 基于一个逻辑回归公式,由 6 个不同的 Corvis ST 参数计算而来。生产商提供的参考值为:CBI 值低于 0.25 表明低扩张风险,CBI 值在 0.25~0.5 之间表明中度扩张风险,CBI 值在 0.5 之上表明高度扩张风险。总体而言,角膜生物力学指标 CBI 诊断临床已确诊圆锥角膜准确性较高,对可疑或早期圆锥角膜有一定的识别能力[19-21]。近期提出的调整的 CBI(aCBI),相比于原始 CBI,显示出更高的诊断准确性[22]。但目前研究 aCBI 的样本量相对较小(n=29),并且缺乏外部验证数据集,aCBI 的应用有待进一步研究证实。

3. 角膜地形图及生物力学指数 TBI 结合了 Pentacam HR 以及 Corvis ST 的检查结果,充分结合了角膜前表面及后表面地形图信息以及生物力学参数,应用人工智能(artificial intelligence,AI)技术,旨在识别早期或可疑圆锥角膜的细微变化。目前的研究集中在对可疑圆锥角膜的筛查和识别上。既往研究表明,TBI 对圆锥角膜的早期诊断有很高的准确性[23-25]。现有研究表明 TBI 是识别可疑圆锥角膜的可靠指标,特别是对一部分角膜地形图正常的潜在圆锥角膜患者有较高的敏感性,可谨慎应用于屈光手术患者筛查。

TBI 是基于一种人工智能方法由角膜地形图和生物力学参数计算得出的。生产商提供参考值为:TBI 值 <0.3,表明角膜扩张风险较低;TBI 值在 0.3~0.5 之间表明有扩张风险;TBI>0.5,表明有很大的角膜扩张风险。

联合应用基于 Scheimpflug 图像采集系统的角膜地形图 Pentacam HR 及角膜生物力学分析仪 Corvis ST 对圆锥角膜的筛查和早期诊断具有很重要的临床价值(图 7-2-4)。目前针对这一领域,有许多针对不同人群的临床研究正在进行。

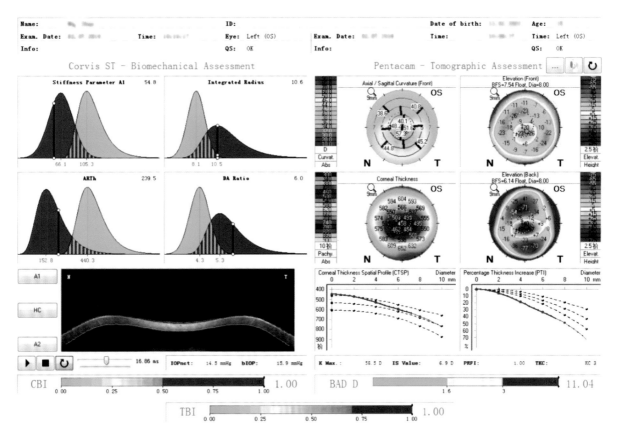

图 7-2-4　**Pentacam HR 与 Corvis ST 联合输出结果**

三、可视化角膜生物力学分析仪在圆锥角膜筛查与诊断中的应用

Corvis ST 自 2010 年问世以来,被广泛应用于角膜生物力学测量及研究领域,极大地推动了该领域临床研究和临床应用的发展,特别是在角膜屈光手术术前筛查、扩张性角膜疾病的诊断及治疗随访方

面，Corvis ST 发挥了重要作用，也引起了新一波研究热潮。

当第一代 Corvis ST 被开发出来后，它就被应用于圆锥角膜的早期诊断。一个回顾性研究[26]共纳入292 名研究对象，根据角膜形态学分成 4 组。对照组：177 只正常眼（依据角膜地形图 Pentacam 结果）；KC 组：79 只临床诊断为圆锥角膜的眼；FFKC 组：20 只对侧眼诊断为圆锥角膜，纳入眼角膜地形图正常的顿挫型圆锥角膜眼；stable-KCS 组：16 只角膜地形图被诊断为可疑圆锥角膜，但经过 1 年以上随访角膜形态稳定的眼。记录 DCR 参数并进行组间比较。在对照组和 KC 组中所有参数都显示出统计学差异，但范围有较大重叠。HCR 是其中最具诊断价值的参数，ROC 曲线下面积达到 0.852。从上述结果中可以看出，现有参数区分圆锥角膜眼和正常眼的准确性是远远不够的。为了提高诊断准确性，Brazilian Study Group of Artificial Intelligence and Corneal Analysis（BrAIN）研究小组利用线性回归模型计算出一个新参数，该参数被称为 Corvis-Factor 1，其曲线下面积达到了 0.945。有趣的是，虽然 Corvis-Factor 1 能在一定程度上区分出圆锥角膜与正常眼，但它在 KC 与 FFKC（顿挫型圆锥角膜）组间，以及正常对照组及可疑圆锥角膜 KCS 组间没有表现出统计学差异，其诊断准确性有待提高。

2016 年，Ambrósio 及其同事开发了一种联合应用 Corvis ST 和 Pentacam HR 系统的算法平台，应用更先进的算法以及人工智能技术计算得出一系列联合参数，包括 CBI 以及 TBI，大大提高了筛查和诊断早期圆锥角膜的可靠性。2016 年以来，在不同人群中探究 CBI 或 TBI 等联合参数对早期或可疑圆锥角膜诊断准确性的研究层出不穷（表 7-2-2、表 7-2-3）。

表 7-2-2　CBI 识别临床已确诊和可疑圆锥角膜的研究总结

研究	临界值 （cut-off value）	灵敏度 （sensitivity）	特异度 （specificity）	曲线下面积 （AUC）
临床已确诊圆锥角膜				
Herber, et al[27]	0.50	0.970	0.980	0.977
Vinciguerra, et al[19]	0.50	0.941	1.000	0.983
Sedaghat, et al[28]	0.78	0.966	0.993	0.998
Ferreira-Mendes, et al[29]	0.085	0.783	0.933	0.893
Ambrósio, et al[30]	0.49	0.946	0.975	0.977
Steinberg, et al[31]	0.50	0.900	0.930	0.961
Mingyue Zhang, et al[32]	0.058	0.952	0.950	0.965
可疑圆锥角膜				
Kataria, et al[33]	0.01	0.680	0.770	0.725
Ferreira-Mendes, et al[29]	0.005	0.772	0.679	0.775
Ambrósio, et al[30]	0.07	0.681	0.823	0.822
Mingyue Zhang, et al[32]	0.019	0.903	0.917	0.909

表 7-2-3　TBI 识别临床已确诊和可疑圆锥角膜的研究总结

研究	临界值 （cut-off value）	灵敏度 （sensitivity）	特异度 （specificity）	曲线下面积 （AUC）
临床已确诊圆锥角膜				
Sedaghat, et al[28]	0.49	1.000	1.000	1.000
Ferreira-Mendes, et al[29]	0.385	0.971	0.981	0.998
Ambrósio, et al[30]	0.79	1.000	1.000	1.000
Mingyue Zhang, et al[32]	0.775	0.952	1.000	0.984

研究	临界值 （cut-off value）	灵敏度 （sensitivity）	特异度 （specificity）	曲线下面积 （AUC）
可疑圆锥角膜				
Kataria, et al[33]	0.16	0.840	0.860	0.850
Ferreira-Mendes, et al[29]	0.295	0.895	0.910	0.960
Ambrósio, et al[30]	0.29	0.904	0.960	0.985
Shizuka Koh, et el[34]	0.259	0.522	0.886	0.751
Chan, et al[35]	0.16	0.844	0.824	0.925
Mingyue Zhang, et al[32]	0.255	0.774	0.867	0.899

从表 7-2-2 与表 7-2-3 的总结可以看出，CBI 和 TBI 对诊断临床确诊的圆锥角膜能达到很高的准确性，特别是 TBI，曲线下面积已接近 1.000，但对顿挫型圆锥角膜（FFKC）眼或非常不对称的角膜地形图正常（VAE-NT）眼的识别准确性在不同人群中差异较大，有的研究报道识别准确性较高，Ambrósio 等[30]报道在识别 VAE-NT 眼时，CBI 的曲线下面积可达 0.822，而 TBI 高达 0.985。但在日本人群的研究中，CBI 的曲线下面积仅为 0.660，TBI 也只达到 0.751[34]。这一差异可能与研究对象的种族差异有关，也可能跟所纳入亚临床圆锥角膜的严重程度不一致有关。该领域也是目前研究的前沿和热点，还须在更广泛的人群中进行更多的临床观察以明确其诊断准确性。

目前，Corvis ST 的开发商 OCULUS 公司和其他研究机构也一直在致力于运用更先进的算法开发出新的圆锥角膜诊断参数，相信随着临床资料的积累和人工智能技术的引入，Corvis ST 在角膜生物力学测量和圆锥角膜筛查和诊断领域会有更广泛的应用前景以及更准确的预测性。

第三节　病例分析

一、病例1

1. 一般情况及检查　男性，15 岁，学生。主诉：双眼视力下降 3 年、矫正视力不佳 1 年。查体：裸眼视力 OD 0.12，OS 0.15。显然验光：OD-16.50DS/-5.50DC×24=0.3；OS-11.00DS/-5.50DC×10=0.3。A 超中央角膜厚度：右眼 364μm、左眼 442μm。裂隙灯检查：右眼可见角膜局部水肿，左眼可见下方角膜局部锥形隆起，Munson 征（＋），不完整的 Fleischer 环及 Vogt 线。

2. 角膜形态学表现　Pentacam 角膜地形图 Belin 分析如图 7-3-1、图 7-3-2 所示，右眼角膜前后表面高度不规则，左眼可见前后表面锥型隆起。

3. 角膜生物力学检查　双眼 Corvis ST 检查结果如图 7-3-3、图 7-3-4 所示，检查结果表明双眼角膜生物力学强度均有明显下降（CBI 值右眼 0.97，左眼 1.00），结合 Pentacam 检查结果，TBI 值分别达到右眼 0.99、左眼 1.00。

4. 病例特点

（1）青少年男性，年龄 <18 岁；双眼视力下降 3 年、矫正视力不佳 1 年。

（2）查体发现两眼已出现明显的圆锥角膜表现，右眼急性圆锥，左眼可见典型圆锥角膜体征。

（3）Pentacam 检查显示右眼角膜前后表面高度不规则，左眼可见前后表面锥型隆起。Corvis ST 检查显示双眼角膜生物力学强度均有明显下降。结合形态学与生物力学结果：TBI 值分别达到右眼 0.99、左眼 1.00。

5. 诊断　双眼圆锥角膜（右眼急性期，左眼完成期）。

6. 处理　左眼行角膜胶原交联治疗。右眼待急性期角膜水肿消退后行深板层角膜移植术。

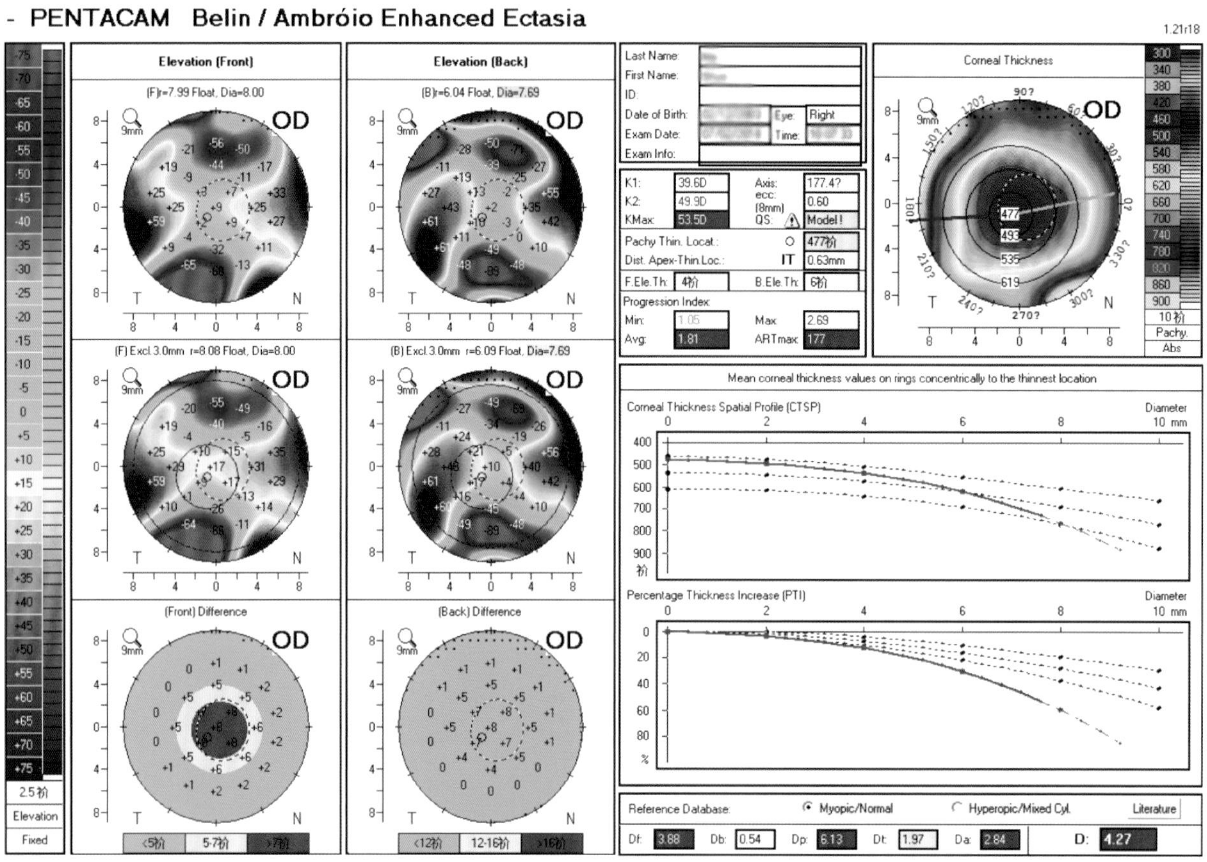

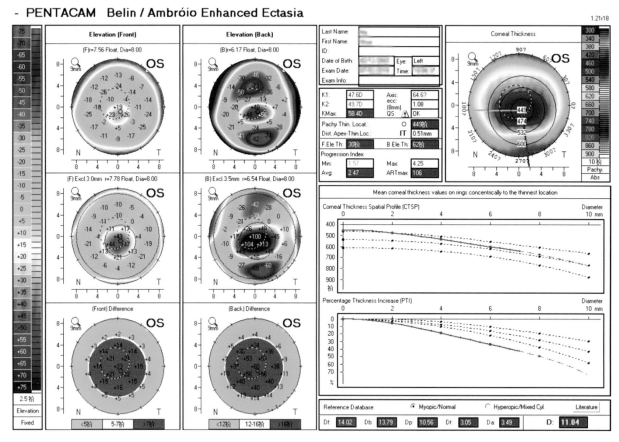

图 7-3-1　右眼角膜前后表面高度不规则，前表面中央隆起

图 7-3-2　左眼角膜前后表面锥型隆起

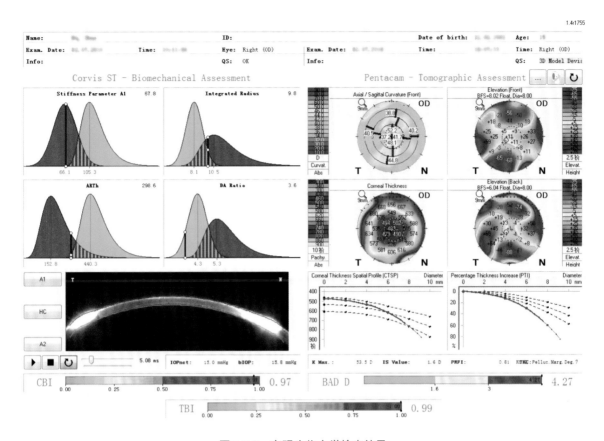

图 7-3-3 右眼生物力学检查结果

CBI 值 0.97 显示角膜生物力学强度明显下降，TBI 值 0.99 高度可疑圆锥角膜。

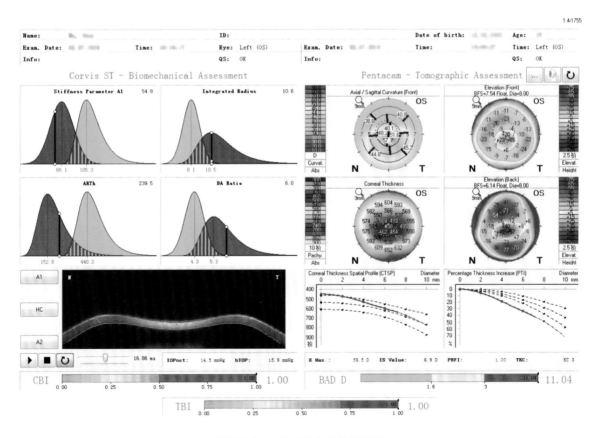

图 7-3-4 左眼生物力学检查结果

CBI 值 1.00 显示角膜生物力学强度明显下降，TBI 值 1.00 基本确诊圆锥角膜。

7. 小结 该病例是一例临床确诊的典型圆锥角膜病例。Corvis ST 检查发现双眼角膜生物力学强度明显下降,结合 Pentacam 角膜前后表面形态学表现,确诊双眼圆锥角膜。治疗后可重复进行 Pentacam 及 Corvis ST 检查,随访治疗情况。

二、病例 2

1. 一般情况及检查 男性,27 岁,职员。主诉:双眼视力下降 14 年,近 1 年来左眼视物不清加重。查体:裸眼视力 OD 0.06,OS 0.08。显然验光:OD−8.00DS/−0.75DC×10=1.0,OS−17.00DS/−6.00DC×60=0.1。A 超中央角膜厚度:右眼 468μm、左眼 394μm。裂隙灯检查:左眼角膜中下方锥型隆起,Munson 征(+),可见 Fleischer 环及 Vogt 线。右眼角膜未见明显异常。

2. 角膜形态学表现 Pentacam 角膜地形图 Belin 分析如图 7-3-5、图 7-3-6 所示:右眼角膜前后表面高度异常不明显,仅前表面中央可疑隆起;左眼角膜前后表面锥型隆起。

3. 角膜生物力学检查 双眼角膜生物力学强度均有明显下降(CBI 值右眼 0.94,左眼 1.00)。结合 Pentacam 检查结果分析,TBI 值达到双眼 1.00(图 7-3-7、图 7-3-8)。

4. 病例特点

(1)患者为青年男性,双眼视力下降 14 年,近 1 年来左眼视物不清加重。

(2)双眼角膜形态学表现高度不对称,左眼圆锥角膜诊断明确,右眼角膜地形图异常不明显,符合顿挫型圆锥角膜(FFKC)表现。

(3)Corvis ST 检查结果表明右眼角膜生物力学强度已出现异常,结合形态学检查结果分析,TBI 值达到 1.00,符合圆锥角膜诊断。

5. 治疗方案 左眼行角膜交联治疗 CXL,向患者充分交代病情,对右眼进行密切临床观察。

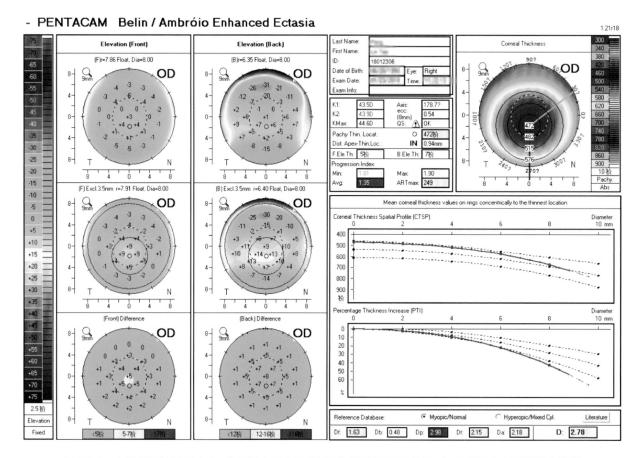

图 7-3-5 右眼角膜地形图 Belin 分析示右眼角膜前后表面高度无明显异常,仅前表面中央可疑轻度隆起

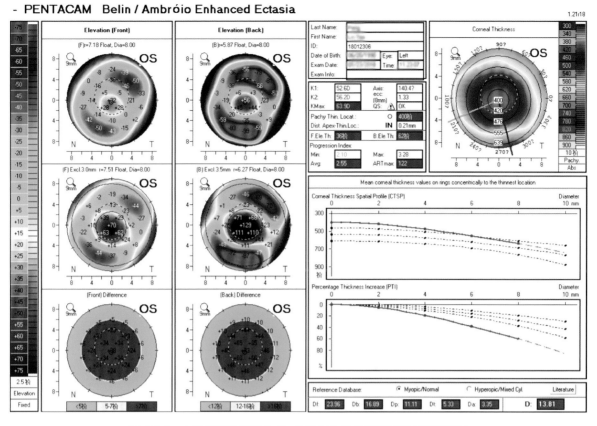

图 7-3-6　左眼角膜地形图 Belin 分析示左眼角膜前后表面锥型隆起

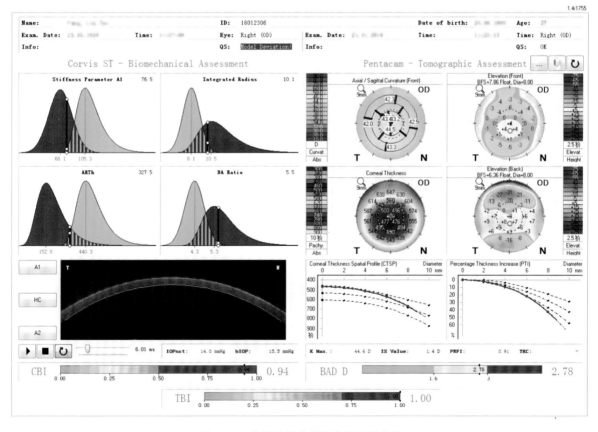

图 7-3-7　右眼生物力学检查结果及分析

患者角膜形态学综合参数 BAD_D 落在可疑区间,但生物力学参数 CBI 明显异常,综合形态学及生物力学特性分析 TBI 达 1.00,诊断圆锥角膜。

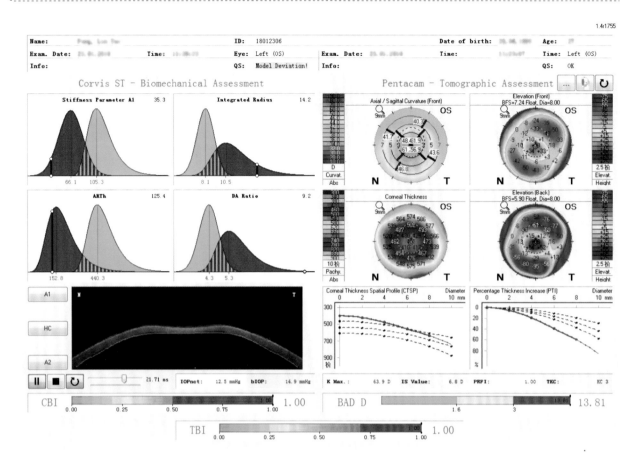

图 7-3-8　左眼生物力学检查结果及分析

CBI 值 1.00 显示左眼角膜生物力学强度明显下降,TBI 值 1.00 确诊圆锥角膜。

6. 小结　本例为双眼非常不对称的圆锥角膜(VAE)病例。左眼已发展为临床确诊的圆锥角膜,右眼仍未表现出明显的角膜扩张形态学异常,符合 FFKC 诊断。针对此类患者,角膜生物力学检查可早期发现潜在的亚临床角膜病变,对屈光手术术前筛查、早期发现并诊断圆锥角膜有较高的临床意义。

三、病例3

1. 一般情况及检查结果　女性,31 岁,职员。主诉:双眼视力下降 18 年,近年来度数稳定,要求行角膜屈光手术。查体:裸眼视力 OD 0.15, OS 0.12。显然验光:OD−5.50DS/−1.00DC×180=1.0,OS−6.00DS/−1.50DC×180=1.0。A 超中央角膜厚度:右眼 583μm、左眼 574μm。裂隙灯检查:双眼角膜未见明显异常。

2. 形态学表现　Pentacam 角膜地形图 Belin 分析如图 7-3-9、图 7-3-10 所示:右眼角膜后表面中央隆起,左眼角膜前表面可疑隆起,后表面中央隆起。

3. 角膜生物力学检查　双眼 Corvis ST 检查显示双眼角膜生物力学强度均无明显异常(双眼 CBI 值 0.00)(图 7-3-11、图 7-3-12)。

4. 病例特点

(1)患者为青年女性,双眼视力下降 18 年,近年来度数稳定,要求行角膜屈光手术。

(2)双眼角膜形态学检查显示双眼角膜后表面高度异常,判断为双眼"可疑圆锥角膜"。

(3)Corvis ST 检查结果显示双眼角膜生物力学强度正常(CBI 值 0.00)。结合患者年龄、病史、角膜形态学及生物力学检查结果,判断患者发生继发性角膜扩张的风险较小,决定进行角膜屈光手术,术后需密切随访观察。

5. 治疗方案　双眼准分子激光上皮瓣下角膜磨镶术 LASEK 矫正屈光不正。

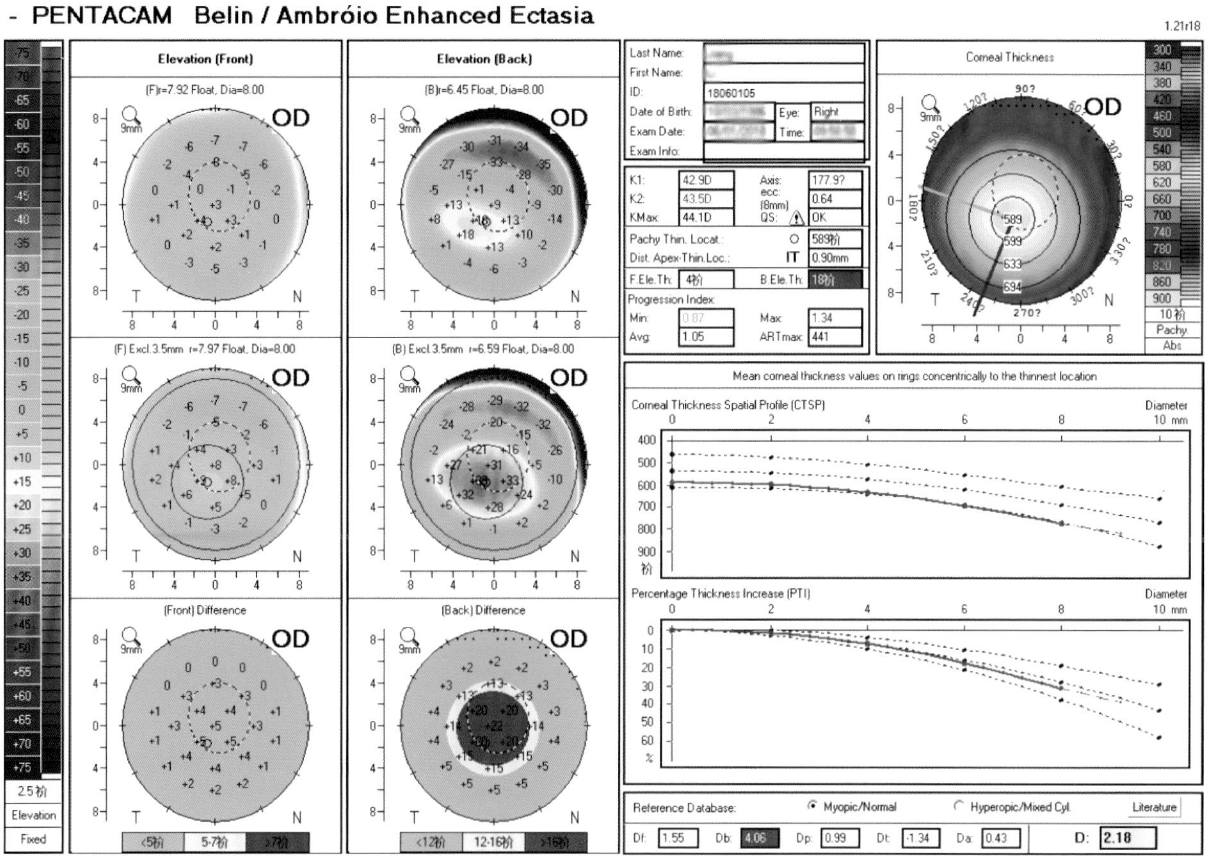

图 7-3-9　Belin 分析示右眼角膜后表面中央隆起

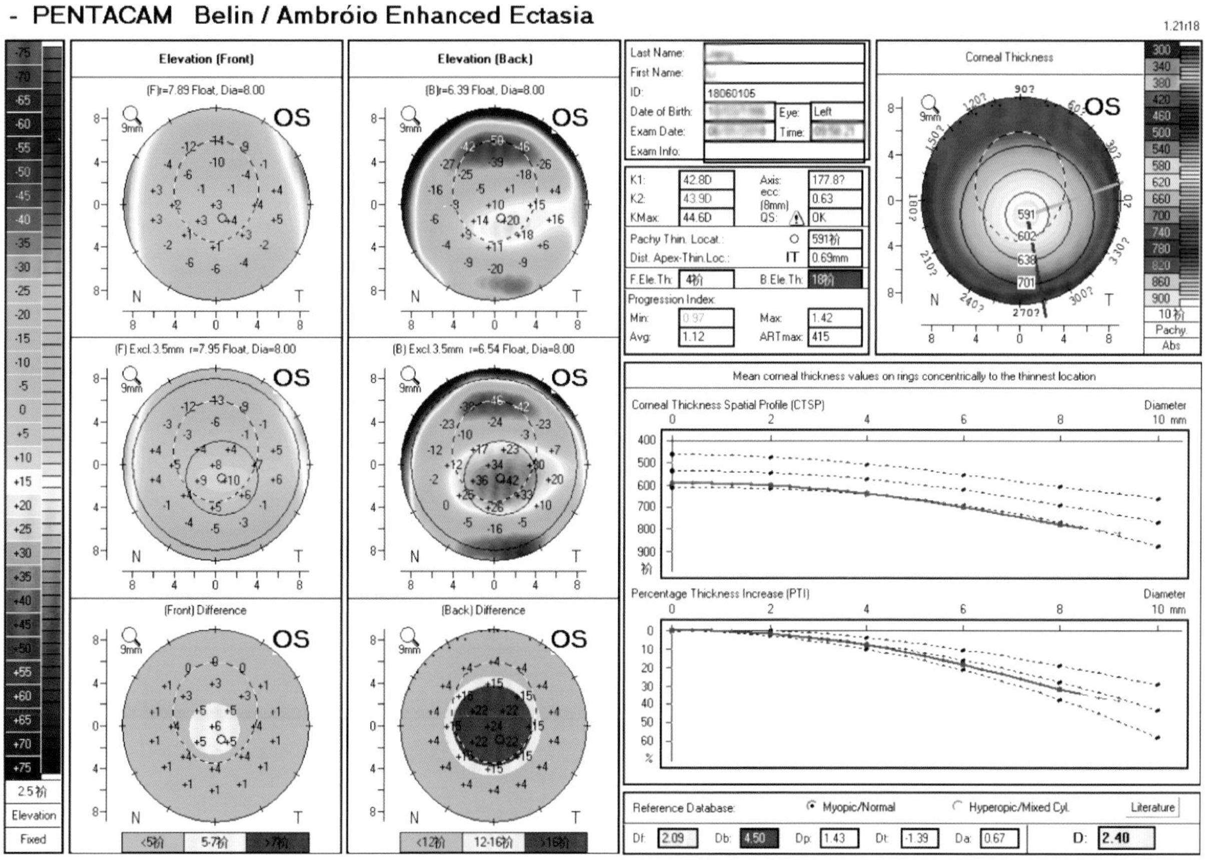

图 7-3-10　Belin 分析显示左眼前表面可疑隆起,后表面中央隆起

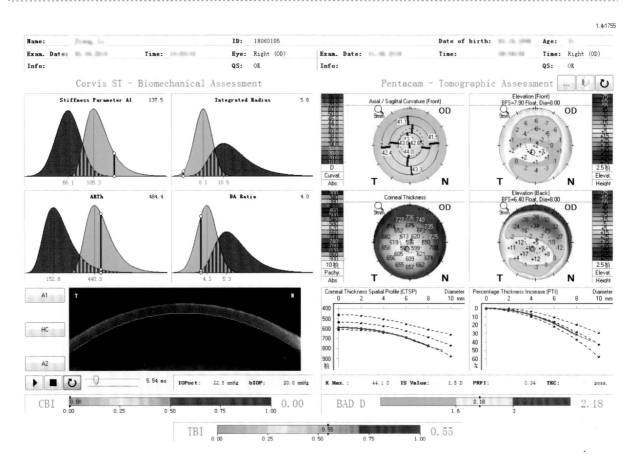

图 7-3-11　Corvis ST 结果示右眼角膜生物力学强度正常

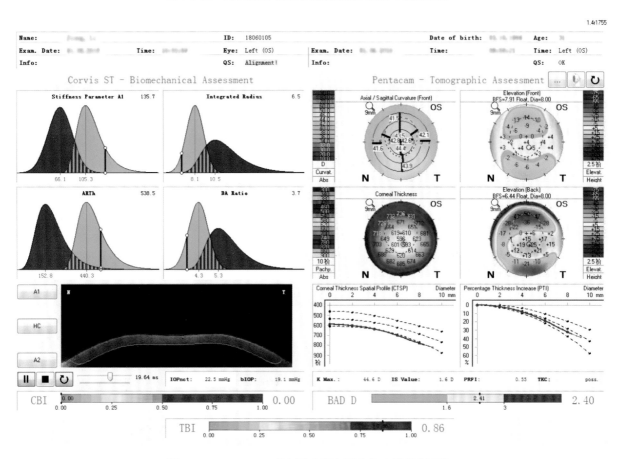

图 7-3-12　Corvis ST 结果示左眼角膜生物力学强度正常

6. 总结　该病例是一名拟行角膜屈光手术的患者,近年来屈光度数稳定,角膜形态学检查显示双眼中央角膜厚度约 590μm,但角膜后表面高度异常;Corvis ST 检查显示双眼角膜生物力学强度正常。结合患者年龄、病史、角膜形态学及生物力学检查结果综合分析,认为患者患圆锥角膜可能性较小,符合角膜屈光手术指征,但为安全考虑,宜行表层角膜屈光手术。

(刘　嫣)

参 考 文 献

1. SHAH S, LAIQUZZAMAN M, BHOJWANI R, et al. Assessment of the biomechanical properties of the cornea with the ocular response analyzer in normal and keratoconic eyes. Invest Ophthalmol Vis, 2007, 48(7): 3026-3031.

2. ORTIZ D, PIÑERO D, SHABAYEK M H, et al. Corneal biomechanical properties in normal, post-laser in situ keratomileusis, and keratoconic eyes. J Cataract Refract Surg, 2007, 33(8): 1371-1375.

3. MOHAMMADPOUR M, ETESAMI I, YAVARI Z, et al. Ocular response analyzer parameters in healthy, keratoconus suspect and manifest keratoconus eyes. Oman J Ophthalmol, 2015, 8(2): 102-106.

4. AYAR O, OZMEN M C, MUFTUOGLU O, et al. In-vivo corneal biomechanical analysis of unilateral keratoconus. Int J Ophthalmol, 2015, 8(6): 1141-1145.

5. TERAI N, RAISKUP F, HAUSTEIN M, et al. Identification of biomechanical properties of the cornea: the ocular response analyzer. Curr Eye Res, 2012, 37(7): 553-562.

6. CHEN S, CHEN D, WANG J, et al. Changes in ocular response analyzer parameters after LASIK. J Refract Surg, 2010, 26(4): 279-288.

7. FONTES B M, AMBRÓSIO R J R, JARDIM D, et al. Corneal biomechanical metrics and anterior segment parameters in mild keratoconus. Ophthalmology, 2010, 117(4): 673-679.

8. LUZ A, FONTES B M, LOPES B, et al. ORA waveform-derived biomechanical parameters to distinguish normal from keratoconic eyes. Arq Bras Oftalmol, 2013, 76(2): 111-117.

9. LUZ A, LOPES B, HALLAHAN K M, et al. Discriminant value of custom ocular response analyzer waveform derivatives in forme fruste keratoconus. Am J Ophthalmol, 2016, 164: 14-21.

10. LAB IRIS G, GIARMOUKAKIS A, KOZOBOLIS V, et al. Diagnostic capacity of the keratoconus match index and keratoconus match probability in subclinical keratoconus. Journal of cataract and refractive surgery, 2014, 40(6): 999-1005.

11. RENATO AMBRÓSIO J R, RAMOS I, LUZ A, et al. Dynamic ultra high speed Scheimpflug imaging for assessing corneal biomechanical properties. Revista Brasilra De Oftalmologia, 2013, 72(2): 99-102.

12. VALBON B F, AMBRÓSIO R J R, FONTES B M, et al. Ocular biomechanical metrics by CorVis ST in healthy Brazilian patients. J Refract Surg, 2014, 30(7): 468-473.

13. KLING S, MARCOS S. Contributing factors to corneal deformation in air puff measurements. Invest Ophthalmol Vis Sci, 2013, 54(7): 5078-5085.

14. HUSEYNOVA T, WARING G O, ROBERTS C, et al. Corneal biomechanics as a function of intraocular pressure and pachymetry by dynamic infrared signal and Scheimpflug imaging analysis in normal eyes. American Journal of Ophthalmology, 2014, 157(4): 885-893.

15. ROBERTS C J, MAHMOUD A M, BONS J P, et al. Introduction of two novel stiffness parameters and interpretation of air puff-induced biomechanical deformation parameters with a dynamic Scheimpflug analyzer. J Refract Surg, 2017, 33(4): 266-273.

16. ZHANG Y, WANG Y, LI L, et al. Corneal stiffness and its relationship with other corneal biomechanical and nonbiomechanical parameters in myopic eyes of Chinese patients. Cornea, 2018, 37(7): 881-885.

17. ELIASY A, CHEN K J, VINCIGUERRA R, et al. Determination of corneal biomechanical behavior in-vivo for healthy eyes using CorVis ST tonometry: stress-strain index. Front Bioeng Biotechnol, 2019, 7: 105.

18. LIU G, RONG H, PEI R, et al. Age distribution and associated factors of cornea biomechanical parameter stress-strain index in Chinese healthy population. BMC Ophthalmol, 2020, 20(1): 436.

19. VINCIGUERRA R, AMBRÓSIO R J R, ELSHEIKH A, et al. Detection of keratoconus with a new biomechanical index. J

Refract Surg, 2016, 32(12): 803-810.

20. ZHANG M, ZHANG F, LI Y, et al. Early diagnosis of keratoconus in Chinese myopic eyes by combining Corvis ST with Pentacam. Curr Eye Res, 2020, 45(2): 118-123.

21. YANG K, XU L, FAN Q, et al. Repeatability and comparison of new Corvis ST parameters in normal and keratoconus eyes. Sci Rep, 2019, 9(1): 15379.

22. STEINBERG J, AMIRABADI N E, FRINGS A, et al. Keratoconus screening with dynamic biomechanical in vivo Scheimpflug analyses: a proof-of-concept study. J Refract Surg, 2017, 33(11): 773-778.

23. AMBRÓSIO R J R, LOPES B T, FARIA-CORREIA F, et al. Integration of Scheimpflug-based corneal tomography and biomechanical assessments for enhancing ectasia detection. J Refract Surg, 2017, 33(7): 434-443.

24. STEINBERG J, SIEBERT M, KATZ T, et al. Tomographic and biomechanical Scheimpflug imaging for keratoconus characterization: a validation of current indices. J Refract Surg, 2018, 34(12): 840-847.

25. KOC M, AYDEMIR E, TEKIN K, et al. Biomechanical analysis of subclinical keratoconus with normal topographic, topometric, and tomographic findings. J Refract Surg, 2019, 35(4): 247-252.

26. AMBRÓSIO, RENATO, NOGUEIRA L P, et al. Evaluation of corneal shape and biomechanics before LASIK. International Ophthalmology Clinics, 2011, 51(2): 11.

27. HERBER R, TERAI N, PILLUNAT K R, et al. Dynamic Scheimpflug analyzer(Corvis ST)for measurement of corneal biomechanical parameters: a praxis-related overview. Ophthalmologe, 2018, 115(8): 635-643.

28. SEDAGHAT M R, MOMENI-MOGHADDAM H, AMBRÓSIO R J R, et al. Diagnostic ability of corneal shape and biomechanical parameters for detecting frank keratoconus. Cornea, 2018, 37(8): 1025-1034.

29. FERREIRA-MENDES J, LOPES B T, FARIA-CORREIA F, et al. Enhanced ectasia detection using corneal tomography and biomechanics. Am J Ophthalmol, 2019, 197: 7-16.

30. AMBRÓSIO R J R, LOPES B T, FARIA-CORREIA F, et al. Integration of Scheimpflug-based corneal tomography and biomechanical assessments for enhancing ectasia detection. J Refract Surg, 2017, 33(7): 434-443.

31. STEINBERG J, SIEBERT M, KATZ T, et al. Tomographic and biomechanical Scheimpflug imaging for keratoconus characterization: a validation of current indices. J Refract Surg, 2018, 34(12): 840-847.

32. ZHANG M, ZHANG F, LI Y, et al. Early diagnosis of keratoconus in Chinese myopic eyes by combining Corvis ST with Pentacam. Curr Eye Res, 2020, 45(2): 118-123.

33. KATARIA P, PADMANABHAN P, GOPALAKRISHNAN A, et al. Accuracy of Scheimpflug-derived corneal biomechanical and tomographic indices for detecting subclinical and mild keratectasia in a South Asian population. J Cataract Refract Surg, 2019, 45(3): 328-336.

34. KOH S, AMBRÓSIO R J R, INOUE R, et al. Detection of subclinical corneal ectasia using corneal tomographic and biomechanical assessments in a Japanese population. J Refract Surg, 2019, 35(6): 383-390.

35. CHAN T C Y, WANG Y M, YU M, et al. Comparison of corneal tomography and a new combined tomographic biomechanical index in subclinical keratoconus. J Refract Surg, 2018, 34(9): 616-621.

第八章

相干光断层扫描成像在圆锥角膜中的应用

第一节 概　　述

自 20 世纪 90 年代研制成相干光断层扫描(optical coherence tomography, OCT)成像的设备以来,迅速发展成为眼科领域重要的检测手段,它利用超辐射发光二极管或超短脉冲激光发出 1 310nm 波长的激光作为相干光源,利用弱相干光干涉仪的基本原理,检测生物组织不同深度对入射弱相干光的背向反射或几次散射信号,通过干涉仪记录组织反射光的时间延迟,使用后视镜使光线反射,然后转变为分辨率高达 10~20μm 的图形,并可对其进行三维重建,由于其分辨率接近组织学水平,被誉为光学活检。具有非接触、时间短、重复性好等优势。眼前段 OCT 已成为评价角膜和眼前段的一种重要的无创、高分辨率的成像方法。它在一次断层扫描中能显示出包括周边角膜在内的角膜截面图。非接触性的检查方法使被检查者在眼部手术后即刻就可以进行检查,操作简单,患者舒适度高,避免检查引起的感染和损伤风险。

第二节　相干光断层扫描成像在圆锥角膜诊断中的应用

一、角膜地形图的不足与相干光断层扫描成像的优势

目前诊断圆锥角膜或其他扩张性角膜病变的金标准是角膜地形图[1-2]。角膜地形图的模式非常多,其中高度图是目前诊断圆锥角膜使用最广泛的模式[3],有些设备还根据前后表面的角膜指数和角膜厚度设计了诊断圆锥角膜和监测其进展的专有程序。但是角膜地形图检测仍存在以下缺点:①测量系统对眼表状态(如干眼)和角膜不规则性(如角膜瘢痕)非常敏感,在这些情况下进行圆锥角膜的诊断具有一定难度[4];②图像采集时间较长(如 Pentacam 扫描需要 2 秒),眼球运动可能对结果造成影响[5];③无法逐层观察、测量角膜。

OCT 克服了角膜地形图的上述弊端,可以对角膜、前节进行高分辨三维成像[6-7],可以对全角膜和角膜各层厚度进行测量[8-12]。OCT 还可以测量前房深度、晶状体情况、瞳孔直径等眼前段参数[13]。OCT 测量角膜厚度与角膜断层扫描地形图中,所采用的 Scheimpflug 成像一样具有可重复性和可比性[14-15]。而在圆锥角膜、角膜移植术后,OCT 测量角膜曲率、高度、前房深度和角膜厚度的重复性比角膜地形图更高[16-17]。

二、角膜厚度与上皮厚度的测量

越来越多的研究通过 OCT 测量角膜厚度诊断圆锥角膜,因为它不易受到角膜表面扭曲,如角膜瘢痕、角膜接触镜引起的角膜翘曲(warpage)和泪膜状态差[18-19]的影响。圆锥角膜的特点是局灶性和偏心性角膜变薄,上下之间以及颞下和鼻上之间厚度的不对称在 OCT 图像上清晰可见(图 8-2-1)。在角膜地形图成像不好的情况下,这些发现可以辅助诊断[20]。角膜厚度随着时间变化也可能为确定疾病进展提供有用的信息[3]。

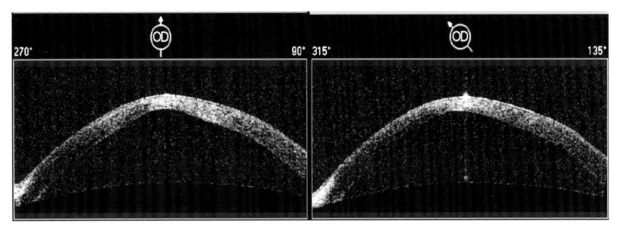

图 8-2-1　圆锥角膜局灶性变薄(相干光断层扫描)(图片由洪晶教授提供)

角膜上皮位于角膜的表面,对维持角膜的透明性非常关键,会随着基质的不规则性、变化发生相应的改变和重塑[21-22]。圆锥角膜典型特点是局灶性前凸,为了维持角膜前表面的光滑度和一致性,角膜上皮会发生重塑,导致圆锥顶端角膜上皮变薄,上皮变薄补偿了角膜基质变陡,减少了前表面不规则性[11,23],所以早期圆锥角膜在角膜地形图上显示可能是正常的[24-25],因此 OCT 测量角膜上皮厚度可能有助于圆锥角膜的早期诊断[2,11]。

在典型的颞下锥体中,鼻上方角膜上皮较厚(图 8-2-2),这与非扩张性角膜上方上皮薄、下方上皮厚形成鲜明对比[26]。因此,用 OCT 对上皮和基质分别进行测量可以更准确地诊断和评估圆锥角膜[24],对于角膜地形图诊断模棱两可以及屈光手术前评估的患者,可以利用它提供额外的判断信息[27-29]。然而尽管 OCT 在测量总角膜和上皮厚度方面很有优势,但是目前这两个参数还不足以作为独立的诊断参数,必须结合角膜地形图诊断圆锥角膜[3,27]。

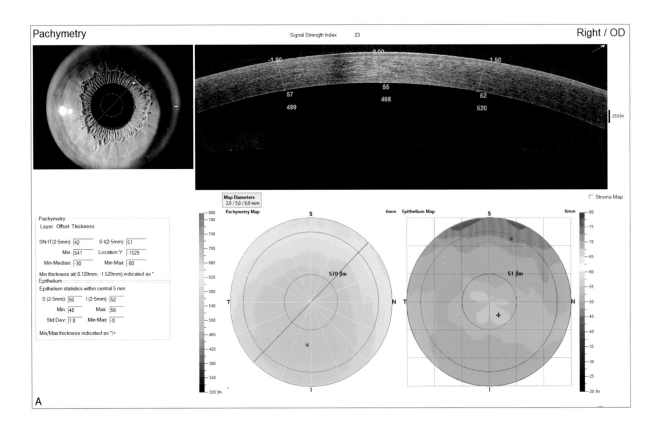

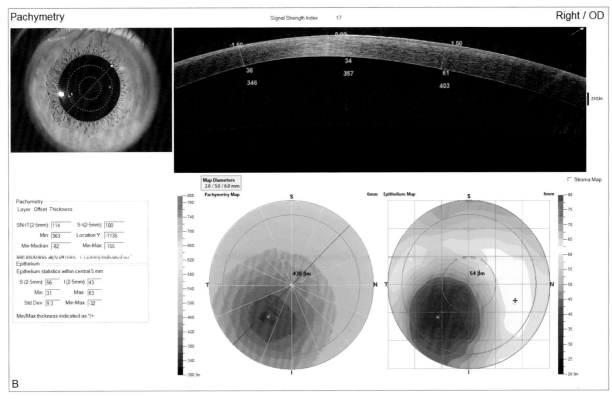

图 8-2-2　OCT 测量角膜上皮厚度

A. 正常角膜上皮厚度均一；B. 圆锥角膜患者中央角膜上皮明显变薄，鼻上方角膜上皮较颞下方角膜上皮明显增厚（angio-OCT）。（图片由洪晶教授提供）

　　用角膜上皮厚度图诊断圆锥角膜的缺点是角膜上皮的测量可能存在误差，受到泪膜、眼睑摩擦、硬性角膜接触镜的影响[11]。此外，圆锥角膜可能出现前弹力层破裂[30]，导致上皮和前弹力层之间界限模糊[11]，给测量带来困难（图 8-2-3）。

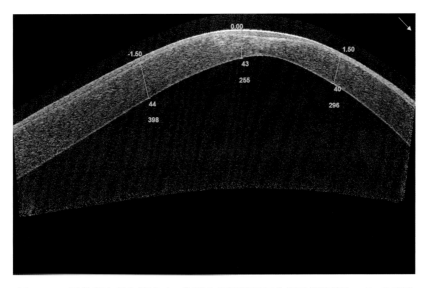

图 8-2-3　圆锥顶点处角膜上皮、前弹力层及基质层之间界限模糊（angio-OCT）

（图片由洪晶教授提供）

　　还有研究通过对 OCT 的图像进行深度学习，可以有效区分圆锥角膜和正常角膜，并进一步对圆锥角膜进行分级，可用于辅助精确诊断圆锥角膜[31-32]。

第三节　相干光断层扫描成像在圆锥角膜治疗评估中的应用

一、角膜胶原交联

角膜胶原交联术(corneal collagen cross-linking, CXL)是治疗、阻止圆锥角膜进展的有效方法。OCT在角膜胶原交联术后应用报道最多的是角膜基质内显示出"分界线(demarcation line)"[33-35]，即"交联线"。这条线反映了交联治疗的深度，经过交联的前基质和未经交联的后基质密度有明显差异[36]（图8-3-1）。用OCT、断层扫描角膜地形图Scheimpflug成像和裂隙灯生物显微镜检查时，分界线都是高反光的[33,36]。OCT可以测量分界线的深度[35,37-38]，是比较各种交联方法所产生作用效果时的重要参数[35,39-40]。分界线通常在术后3个月逐渐消退，被微弱的、不规则的、深基质高反光线所代替[41]（图8-3-2）。

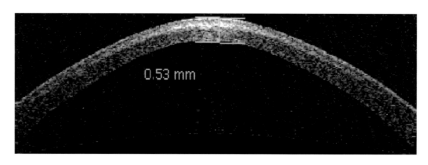

图8-3-1　圆锥角膜进行角膜胶原交联术后1周，基质内可见明显的"交联线"（OCT）（图片由许永根教授提供）

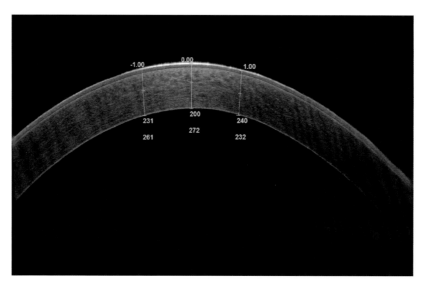

图8-3-2　角膜胶原交联后3个月，"交联线"模糊可见（angio-OCT）（图片由许永根教授提供）

角膜胶原交联术后通过OCT进行角膜上皮厚度测量显示出显著的变化。圆锥角膜锥顶上皮变薄，周围较厚[24]，而术后早期角膜上皮厚度变得较为均匀（图8-3-3），这就可以解释在角膜胶原交联术后的头几个月结果显示角膜曲率不减反增[25]，上皮层的厚度越厚，曲率就越大。

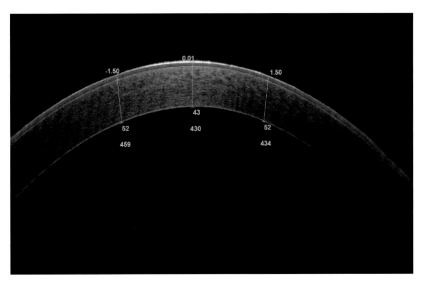

图 8-3-3　角膜胶原交联术后角膜上皮厚度变得趋于均一（angio-OCT）

（图片由许永根教授提供）

二、急性角膜水肿的烧灼术

圆锥角膜的急性角膜水肿（acute hydrops）是由于后弹力层破裂导致基质严重水肿，利用 OCT 可观察角膜水肿厚度以及后弹力层状态（图 8-3-4），有助于角膜移植手术术式的选择。角膜水肿后会逐渐形成瘢痕[42-45]，也可以对急性角膜水肿的患者进行表面烧灼，以加速瘢痕的形成，为角膜移植手术创造条件（图 8-3-5）。因此，OCT 在评估角膜水肿的状态、监测愈合程度和瘢痕形成中具有重要作用[41,46]（图 8-3-6）。

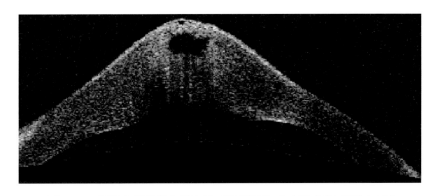

图 8-3-4　圆锥角膜急性角膜水肿，基质增厚，中央形成"水滴"（OCT）

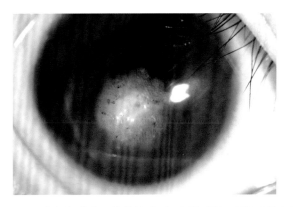

图 8-3-5　进行角膜表面烧灼治疗后，水肿减轻，局部形成瘢痕

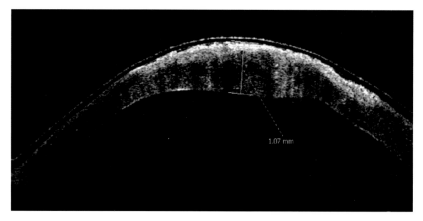

图8-3-6　角膜表面烧灼后，OCT可观察角膜水肿逐渐消退及瘢痕形成（OCT）

三、角膜基质环植入术

角膜基质环（intrastromal corneal ring segments，ICRS）植入可用于矫正近视[47]，也可用于治疗圆锥角膜和其他角膜扩张性疾病[48]。当放置在角膜的中周部时，环缩短了角膜前表面的弧长，使角膜变平[49]。然而，ICRS放置不当可导致并发症[50]。如果放置太深，会增加ICRS穿入前房的风险；如果放置太浅，存在上皮破裂、ICRS暴露和角膜融解的风险[50]。

单独使用裂隙灯显微镜评估ICRS放置的深度并不准确，难以判断并发症的风险[51]。OCT有助于术前、术中、术后准确测定ICRS放置的深度（图8-3-7）[52]。术前，OCT可评估角膜基质情况并确认是否有足够的厚度；术中，OCT可以用于植入ICRS之前评估使用刀片或飞秒激光制作的隧道深度；术后，OCT可用于监测ICRS的深度、是否移动，以预判并发症的产生[53]。

OCT可精确测量角膜厚度参数和ICRS放置所需深度，已经成为开展该术式必不可少的工具[54]。

四、角膜移植术

晚期圆锥角膜须进行角膜移植，常用的术式为穿透性角膜移植术（penetrating keratoplasty，PKP）和前部深板层角膜移植术（deep anterior lamellar keratoplasty，DALK），两种术式效果相当[55]。DALK是将不含后弹力层及内皮层的供体角膜缝合到植床上[56]，与PKP相比，它消除了内皮排斥反应的风险、增加了受体抵抗外力的能力及术后应用糖皮质激素时间短的优点[57]。然而，如果植床有残留的后基质，层间混浊可能影响视力。PKP增加了内皮细胞排斥反应和植片-植床裂开的风险[55,58]。术式的选择需要平衡内皮排斥风险和视力恢复需求，如存在全层角膜瘢痕则需要进行PKP[57,59]，当然也取决于医生对于技术的掌控与偏好。

OCT可在角膜移植中发挥指导作用。术前OCT能准确测量角膜厚度，与其他检查相比，OCT的优势是既可以在角膜瘢痕存在的情况下提供厚度测量，也可以测量瘢痕的深度[60]，这在评估是否能够应用大气泡技术成功实施后弹力层暴露的DALK时尤为重要，如果有全层角膜瘢痕会阻止气泡的形成[61]。

OCT也可用于供体角膜评估[62]，降低供体浪费的风险，比如供体角膜以前是否接受过屈光手术[63-64]。最近，OCT用作一种新的手术指导工具[65]，尤其在DALK手术中监测残余基质的量（图8-3-8）。在非后弹力层暴露的DALK术中，残余基质厚度小于$65\mu m$视觉效果与PKP相当[55]。对于后弹力层有小穿孔的病例，OCT也有帮助，可在手术完成前确认供体角膜和受体植床之间有没有缝隙。

OCT也可用于角膜移植术后的记录和随访、评估并发症，如双前房（在DALK期间发生后弹力层穿孔）或后弹力层脱离（图8-3-9）[41,66]。在PKP中，OCT可分析植片位置、厚度、曲率和与受体边缘对合情况[41]，特别是植片功能失代偿需要进行角膜内皮移植时，判断植片植床之间是否存在阶梯影响内皮植片贴附（图8-3-10）。OCT可诊断圆锥角膜患者PKP多年后发生迟发性后弹力层脱离，患者表现为突发角膜水肿，容易被误诊为内皮排斥反应或植片功能失代偿。对于此类病例，经OCT明确诊断后，前房注气就可使后弹力层贴附，角膜恢复透明，而无须再次进行角膜移植[67-68]。

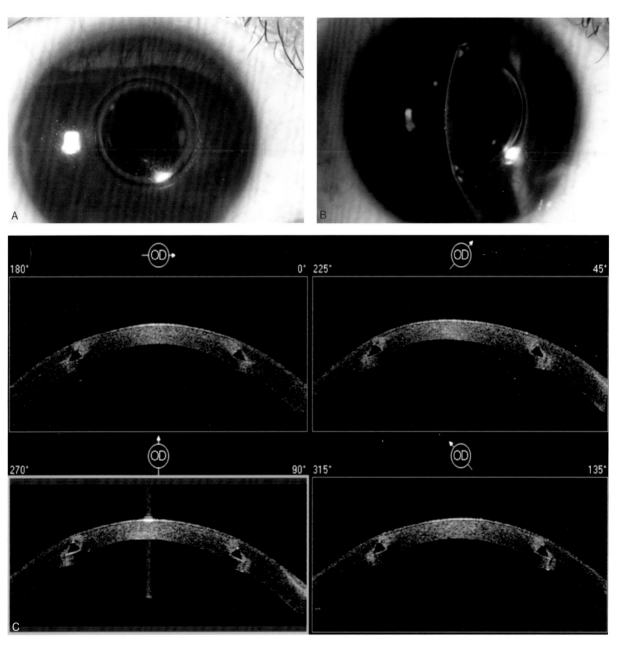

图 8-3-7　ICRS 植入后角膜裂隙灯照相(A、B)与不同扫描方位的 OCT 检查(C)(图片由陈跃国教授提供)

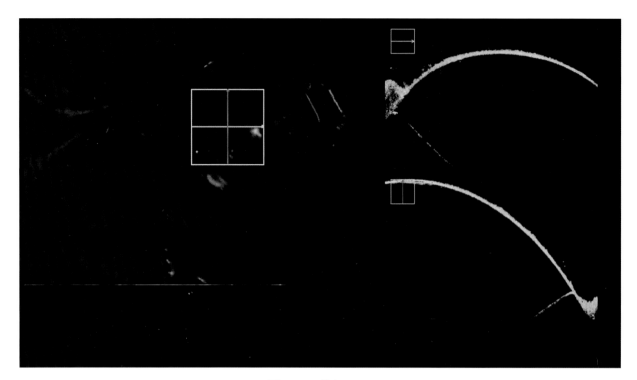

图 8-3-8　术中 OCT

可监测角膜植床残余基质的量及 I 型气泡形成情况（术中 OCT）。（图片由洪晶教授提供）

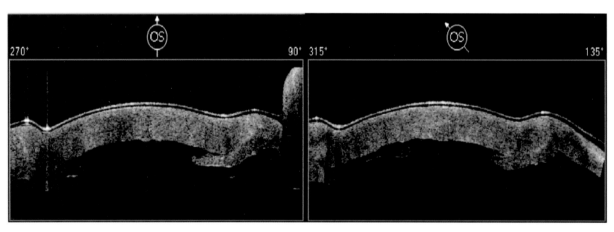

图 8-3-9　DALK 术后后弹力层脱离（Visante OCT）

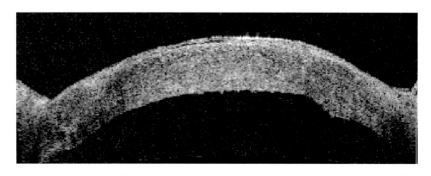

图 8-3-10　PKP 术后植片功能失代偿，OCT 检查植片与植床之间是否存在阶梯，
以确定是否可进行角膜内皮移植术（Visante OCT）（图片由洪晶教授提供）

结　论

由于常规影像技术参数可靠性及精确性有限,OCT 在圆锥角膜中的应用提高了临床医生诊断和治疗圆锥角膜的能力。随着分辨率的提高和更先进的成像技术,它的作用可能会变得更大。

（彭荣梅）

参 考 文 献

1. LI X, RABINOWITZ Y S, RASHEED K, et al. Longitudinal study of the normal eyes in unilateral keratoconus patients. Ophthalmology, 2004, 111(3): 440-446.

2. REINSTEIN D Z, ARCHER T J, COBBE M. Corneal epithelial thickness profile in the diagnosis of keratoconus. J Refract Surg 2009, 25(7): 604-610.

3. GOMES J A, TAN D, RAPUANO C J, et al. Global consensus on keratoconus and ectatic diseases. Cornea, 2015, 34(4): 359-369.

4. MAEDA N, KLYCE S D, SMOLEK M K. Comparison of methods for detecting keratoconus using videokeratography. Arch Ophthalmol, 1995, 113(7): 870-874.

5. KARNOWSKI K, KALUZNY B J, SZKULMOWSKI M, et al. Corneal topography with high-speed swept source OCT in clinical examination. Biomed Opt Express, 2011, 2(9): 2709-2720.

6. AMBROSIO R J, DAWSON D G, SALOMAO M, et al. Corneal ectasia after LASIK despite low preoperative risk: tomographic and biomechanical findings in the unoperated, stable, fellow eye. J Refract Surg, 2010, 26(11): 906-911.

7. BINDER P S, LINDSTROM R L, STULTING R D, et al. Keratoconus and corneal ectasia after LASIK. J Refract Surg, 2005, 21 (6): 749-752.

8. LI Y, SHEKHAR R, HUANG D. Corneal pachymetry mapping with high-speed optical coherence tomography. Ophthalmology, 2006, 113(5): 792-799.

9. GE L, YUAN Y, SHEN M, et al. The role of axial resolution of optical coherence tomography on the measurement of corneal and epithelial thicknesses. Invest Ophthalmol Vis Sci, 2013, 54(1): 746-755.

10. PRAKASH G, AGARWAL A, MAZHARI A I, et al. Reliability and reproducibility of assessment of corneal epithelial thickness by fourier domain optical coherence tomography. Invest Ophthalmol Vis Sci, 2012, 53(6): 2580-2585.

11. LI Y, TAN O, BRASS R, et al. Corneal epithelial thickness mapping by Fourier-domain optical coherence tomography in normal and keratoconic eyes. Ophthalmology, 2012, 119(12): 2425-2433.

12. CATALAN S, CADARSO L, ESTEVES F, et al. Assessment of corneal epithelial thickness in asymmetric keratoconic eyes and normal eyes using fourier domain optical coherence tomography. J Ophthalmol, 2016, 2016: 5697343.

13. XU B Y, MAI D D, PENTEADO R C, et al. Reproducibility and agreement of anterior segment parameter measurements obtained using the CASIA2 and spectralis OCT2 optical coherence tomography devices. J Glaucoma, 2017, 26(11): 974-979.

14. PROSPERO P C, ROCHA K M, SMITH S D, et al. Central and peripheral corneal thickness measured with optical coherence tomography, Scheimpflug imaging, and ultrasound pachymetry in normal, keratoconus-suspect, and post-laser in situ keratomileusis eyes. J Cataract Refract Surg, 2009, 35(6): 1055-1062.

15. KANELLOPOULOS A J, ASIMELLIS G. OCT-derived comparison of corneal thickness distribution and asymmetry differences between normal and keratoconic eyes. Cornea, 2014, 33(12): 1274-1281.

16. SCHRODER S, MAURER S, EPPIG T, et al. Comparison of corneal tomography: repeatability, precision, misalignment, mean elevation, and mean pachymetry. Curr Eye Res, 2018, 43(6): 709-716.

17. SZALAI E, NEMETH G, HASSAN Z, et al. Noncontact evaluation of corneal grafts: swept-source fourier domain OCT versus high-resolution scheimpflug imaging. Cornea, 2017, 36(4): 434-439.

18. ROCHA K M, PEREZ-STRAZIOTA C E, STULTING R D, et al. SD-OCT analysis of regional epithelial thickness profiles in

keratoconus, postoperative corneal ectasia, and normal eyes. J Refract Surg, 2013, 29(3): 173-179.

19. PRAKASH G, AGARWAL A, MAZHARI A I, et al. A new, pachymetry-based approach for diagnostic cutoffs for normal, suspect and keratoconic cornea. Eye(Lond), 2012, 26(5): 650-657.

20. LI Y, MEISLER D M, TANG M, et al. Keratoconus diagnosis with optical coherence tomography pachymetry mapping. Ophthalmology, 2008, 115(12): 2159-2166.

21. REINSTEIN D Z, SILVERMAN R H, SUTTON H F, et al. Very high-frequency ultrasound corneal analysis identifies anatomic correlates of optical complications of lamellar refractive surgery: Anatomic diagnosis in lamellar surgery. Ophthalmology, 1999, 106(3): 474-482.

22. REINSTEIN D Z, ARCHER T. Combined artemis very high-frequency digital ultrasound-assisted transepithelial phototherapeutic keratectomy and wavefront-guided treatment following multiple corneal refractive procedures. J Cataract Refract Surg, 2006, 32(11): 1870-1876.

23. SILVERMAN R H, URS R, ROYCHOUDHURY A, et al. Epithelial remodeling as basis for machine-based identification of keratoconus. Invest Ophthalmol Vis Sci, 2014, 55(3): 1580-1587.

24. REINSTEIN D Z, GOBBE M, ARCHER T J, et al. Epithelial, stromal, and total corneal thickness in keratoconus: three-dimensional display with artemis very-high frequency digital ultrasound. J Refract Surg, 2010, 26(4): 259-271.

25. ROCHA K M, PEREZ-STRAZIOTA C E, STULTING R D, et al. Epithelial and stromal remodeling after corneal collagen cross-linking evaluated by spectral-domain OCT. J Refract Surg, 2014, 30(2): 122-127.

26. KANELLOPOULOS A J, ASIMELLIS G. OCT corneal epithelial topographic asymmetry as a sensitive diagnostic tool for early and advancing keratoconus. Clin Ophthalmol, 2014, 8: 2277-2287.

27. TEMSTET C, SANDALI O, BOUHERAOUA N, et al. Corneal epithelial thickness mapping using Fourier-domain optical coherence tomography for detection of form fruste keratoconus. J Cataract Refract Surg, 2015, 41(4): 812-820.

28. DUTTA D, RAO H L, ADDEPALLI U K, et al. Corneal thickness in keratoconus: Comparing optical, ultrasound, and optical coherence tomography pachymetry. Ophthalmology, 2013, 120(3): 457-463.

29. SANDALI O, EL S M, TEMSTET C, et al. Fourier-domain optical coherence tomography imaging in keratoconus: A corneal structural classification. Ophthalmology, 2013, 120(12): 2403-2412.

30. RABINOWITZ Y S. Keratoconus. Surv Ophthalmol, 1998, 42(4): 297-319.

31. DOS S V, SCHMETTERER L, STEGMANN H, et al. CorneaNet: fast segmentation of cornea OCT scans of healthy and keratoconic eyes using deep learning. Biomed Opt Express, 2019, 10(2): 622-641.

32. KAMIYA K, AYATSUKA Y, KATO Y, et al. Keratoconus detection using deep learning of colour-coded maps with anterior segment optical coherence tomography: a diagnostic accuracy study. BMJ Open, 2019, 9(9): e31313.

33. SEILER T, HAFEZI F. Corneal cross-linking-induced stromal demarcation line. Cornea, 2006, 25(9): 1057-1059.

34. YAM J C, CHAN C W, CHENG A C. Corneal collagen cross-linking demarcation line depth assessed by Visante OCT After CXL for keratoconus and corneal ectasia. J Refract Surg, 2012, 28(7): 475-481.

35. KYMIONIS G D, TSOULNARAS K I, GRENTZELOS M A, et al. Evaluation of corneal stromal demarcation line depth following standard and a modified-accelerated collagen cross-linking protocol. Am J Ophthalmol, 2014, 158(4): 671-675.

36. KYMIONIS G D, GRENTZELOS M A, PLAKA A D, et al. Correlation of the corneal collagen cross-linking demarcation line using confocal microscopy and anterior segment optical coherence tomography in keratoconic patients. Am J Ophthalmol, 2014, 157(1): 110-115.

37. DOORS M, TAHZIB N G, EGGINK F A, et al. Use of anterior segment optical coherence tomography to study corneal changes after collagen cross-linking. Am J Ophthalmol, 2009, 148(6): 844-851.

38. KANELLOPOULOS A J, ASIMELLIS G. Introduction of quantitative and qualitative cornea optical coherence tomography findings induced by collagen cross-linking for keratoconus: a novel effect measurement benchmark. Clin Ophthalmol, 2013, 7: 329-335.

39. PEYMAN A, NOURALISHAHI A, HAFEZI F, et al. Stromal demarcation line in pulsed versus continuous light accelerated corneal cross-linking for keratoconus. J Refract Surg, 2016, 32(3): 206-208.

40. SPADEA L, DI GENOVA L, TONTI E. Corneal stromal demarcation line after 4 protocols of corneal crosslinking in keratoconus determined with anterior segment optical coherence tomography. J Cataract Refract Surg, 2018, 44(5): 596-602.

41. MATALIA H, SWARUP R. Imaging modalities in keratoconus. Indian J Ophthalmol, 2013, 61(8): 394-400.

42. TUFT S J, GREGORY W M, BUCKLEY R J. Acute corneal hydrops in keratoconus. Ophthalmology, 1994, 101(10): 1738-1744.

43. MEYER J J, MCGHEE C N. Acute corneal hydrops complicated by microbial keratitis: case series reveals poor immediate and long-term prognosis. Cornea, 2016, 35(7): 1019-1022.

44. MOSTAFAVI D, CHU D S. Two cases of keratoconus associated with spontaneous corneal perforation. Cornea, 2010, 29(7): 825-827.

45. MARGO C E, MOSTELLER M W. Corneal pseudocyst following acute hydrops. Br J Ophthalmol, 1987, 71(5): 359-360.

46. KUCUMEN B R, YENEREL N M, GORGUN E, et al. Anterior segment optical coherence tomography findings of acute hydrops in a patient with keratoconus. Ophthalmic Surg Lasers Imaging, 2010, 41 Suppl: S114-S116.

47. SCHANZLIN D J, ASBELL P A, BURRIS T E, et al. The intrastromal corneal ring segments. phase II results for the correction of myopia. Ophthalmology, 1997, 104(7): 1067-1078.

48. ERTAN A, COLIN J. Intracorneal rings for keratoconus and keratectasia. J Cataract Refract Surg, 2007, 33(7): 1303-1314.

49. BOXER W B, CHRISTIE J P, CHANDRA N S, et al. Intacs for keratoconus. Ophthalmology, 2003, 110(5): 1031-1040.

50. COSKUNSEVEN E, KYMIONIS G D, TSIKLIS N S, et al. Complications of intrastromal corneal ring segment implantation using a femtosecond laser for channel creation: A survey of 850 eyes with keratoconus. Acta Ophthalmol, 2011, 89(1): 54-57.

51. LAI M M, TANG M, ANDRADE E M, et al. Optical coherence tomography to assess intrastromal corneal ring segment depth in keratoconic eyes. J Cataract Refract Surg, 2006, 32(11): 1860-1865.

52. RAMOS J L, LI Y, HUANG D. Clinical and research applications of anterior segment optical coherence tomography-a review. Clin Exp Ophthalmol, 2009, 37(1): 81-89.

53. GORGUN E, KUCUMEN R B, YENEREL N M, et al. Assessment of intrastromal corneal ring segment position with anterior segment optical coherence tomography. Ophthalmic Surg Lasers Imaging, 2012, 43(3): 214-221.

54. NAFTALI M, JABALY-HABIB H. Depth of intrastromal corneal ring segments by OCT. Eur J Ophthalmol, 2013, 23(2): 171-176.

55. REINHART W J, MUSCH D C, JACOBS D S, et al. Deep anterior lamellar keratoplasty as an alternative to penetrating keratoplasty a report by the American academy of ophthalmology. Ophthalmology, 2011, 118(1): 209-218.

56. HAN D C, MEHTA J S, POR Y M, et al. Comparison of outcomes of lamellar keratoplasty and penetrating keratoplasty in keratoconus. Am J Ophthalmol, 2009, 148(5): 744-751.

57. PARKER J S, VAN DIJK K, MELLES G R. Treatment options for advanced keratoconus: A review. Surv Ophthalmol, 2015, 60(5): 459-480.

58. LEE W B, MATHYS K C. Traumatic wound dehiscence after deep anterior lamellar keratoplasty. J Cataract Refract Surg, 2009, 35(6): 1129-1131.

59. ARNALICH-MONTIEL F, ALIO D B J, ALIO J L. Corneal surgery in keratoconus: which type, which technique, which outcomes? Eye Vis(Lond), 2016, 3: 2.

60. KHURANA R N, LI Y, TANG M, et al. High-speed optical coherence tomography of corneal opacities. Ophthalmology, 2007, 114(7): 1278-1285.

61. ANWAR M, TEICHMANN K D. Big-bubble technique to bare Descemet's membrane in anterior lamellar keratoplasty. J Cataract Refract Surg, 2002, 28(3): 398-403.

62. GHOUALI W, GRIEVE K, BELLEFQIH S, et al. Full-field optical coherence tomography of human donor and pathological corneas. Curr Eye Res, 2015, 40(5): 526-534.

63. JANUNTS E, LANGENBUCHER A, SEITZ B. In vitro corneal tomography of donor cornea using anterior segment OCT. Cornea, 2016, 35(5): 647-653.

64. KRIVOY D, MCCORMICK S, ZAIDMAN G W. Postkeratoplasty keratoconus in a nonkeratoconus patient. Am J Ophthalmol, 2001, 131(5): 653-654.

65. DE BENITO-LLOPIS L, MEHTA J S, ANGUNAWELA R I, et al. Intraoperative anterior segment optical coherence tomography: a novel assessment tool during deep anterior lamellar keratoplasty. Am J Ophthalmol, 2014, 157(2): 334-341.

66. BORDERIE V M, SANDALI O, BULLET J, et al. Long-term results of deep anterior lamellar versus penetrating keratoplasty.

Ophthalmology, 2012, 119(2): 249-255.

67. GORSKI M, SHIH C, SAVOIE B, et al. Spontaneous Descemet membrane detachment 20 years after penetrating keratoplasty for keratoconus. Cornea, 2016, 35(7): 1023-1025.

68. PETRELLI M, OIKONOMAKIS K, ANDREANOS K, et al. Surgical management of spontaneous, late-onset Descemet membrane detachment after penetrating keratoplasty for keratoconus: a case report. Eye Vis(Lond), 2017, 4: 14.

治疗篇

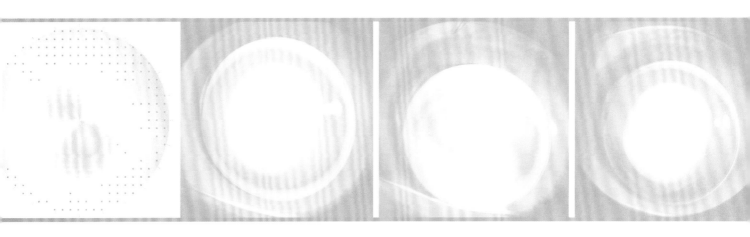

第九章

圆锥角膜的非手术矫正

圆锥角膜的治疗主要针对两个方面：一是控制病情的进展；二是提高视力及视觉质量。圆锥角膜非手术矫正的主要目的就是通过各类镜片，尽可能地恢复患眼的视力，提高患者的生活质量。框架眼镜只能矫正规则散光，在圆锥角膜的早期，能获得可接受的视力矫正。但是，随着疾病的不断进展，角膜变形加重，角膜前表面变得愈加不规则，各类角膜接触镜（contact lens）成为矫正视力的主要工具[1]。1888 年，德国医生及生理学家 Adolf Fick 首次描述了角膜接触镜在圆锥角膜光学矫正中的应用[2]。现代角膜接触镜的设计和材料都有了极大的进步，而这些发展的动力是患者对角膜接触镜不断提高的需求，它不仅能提供视觉矫正，而且能提供适当的舒适度并保持眼部健康。

利用各类镜片矫正视力几乎贯穿在圆锥角膜治疗的各个阶段，包括发病早期、疾病中期、角膜交联术后、角膜基质环植入术后、各种类型角膜移植术后等，对于重建患者的视功能发挥了重要的作用。目前，有多种类型角膜接触镜被应用于圆锥角膜矫正视力，而角膜接触镜类型的选择受疾病的严重程度、圆锥的位置及大小等因素的影响。在疾病早期，复曲面（toric）的软性角膜接触镜足以矫正近视和规则散光，但是，随着疾病的进展，软性角膜接触镜不能进一步矫正角膜的不规则散光，这时，需要配戴硬性透气性角膜接触镜（rigid gas permeable，RGP）以提供良好的视力矫正。对于不能耐受硬性角膜接触镜或镜片中心定位不良的患者，可以考虑采用混合角膜接触镜（hybrid contact lens）、Piggyback 角膜接触镜或巩膜镜（scleral lens），它们可以提供更稳定的视力及更高的舒适度，但是镜片的摘戴手法相对困难一些。总之，合理使用角膜接触镜可以显著提高圆锥角膜患者的视觉质量，推迟或避免包括角膜移植等的角膜手术。

第一节　软性角膜接触镜

软性角膜接触镜（soft contact lens，SCL）是日常生活中最常用的一类接触镜，它配戴舒适度好、价格相对便宜。传统的 SCL 包括球面软性角膜接触镜和复曲面软性角膜接触镜。近些年，出现了专门为圆锥角膜设计的特殊类型的软性角膜接触镜，在视力矫正及光学成像质量方面均有良好的表现[3-5]。

一、传统软性角膜接触镜

圆锥角膜进展的典型表现是不断增加的角膜高阶像差，尤其是垂直彗差。而传统软性角膜接触镜的最大缺点，是矫正不规则散光的能力非常有限。Griffiths 等人[6]研究了 13 名配戴球面软性角膜接触镜的圆锥角膜患者，发现戴镜后患者的对比敏感度显著低于配戴硬性角膜接触镜的患者。Jinabhai 等人[7]对比了 16 名圆锥角膜患者分别配戴硬性角膜接触镜与复曲面软性角膜接触镜的视力及像差，发现配戴硬性角膜接触镜可以提供更好的视力矫正效果以及更显著地降低 3 阶彗差的效果；同时，他们还比较了 6 名圆锥角膜患者分别配戴框架眼镜与复曲面软性接触镜的视力及像差，发现在视力矫正方面两者没有显著的差异，但复曲面软性角膜接触镜可以明显降低除球差以外的高阶像差。因此，传统的软性角膜接触镜只适用于早期圆锥角膜的视力矫正，其优势在于较好的配戴舒适度，尤其对于硬性接触镜不耐受的圆锥角膜患者。同时，与框架眼镜相比，它可以明显提高屈光参差的圆锥角膜患者的双眼视觉质量。

二、特殊设计的软性角膜接触镜

随着软性角膜接触镜制作加工技术的提高，专门为圆锥角膜设计的软性角膜接触镜相继问世。这些角膜接触镜只在国外的一些地区销售，目前关于其临床效果的研究并不多。

Soft K 是一种特殊设计的软性角膜接触镜，包括一个厚的开窗设计，以适应轻度至中度角膜变形或不耐受硬性角膜接触镜的患者。通过圆锥角膜患者对比发现，与原有硬性角膜接触镜或复曲面软性角膜接触镜相比，Soft K 可以明显提高戴镜的舒适度及视觉质量[3]。

KeraSoft IC 是一种特殊的硅水凝胶软性角膜接触镜。一项回顾性对比研究发现，KeraSoft IC 与 Rose-K2 硬性角膜接触镜对于轻、中度圆锥角膜的视力矫正效果相似[4]。

Toris K 是一种个性化、像差引导设计的硅水凝胶软性角膜接触镜。Gumus 等对 50 例圆锥角膜患者进行戴镜 2 周的随访，结果表明，配戴 Toris K 可以明显提高圆锥角膜患者的视力，降低高阶像差，同时患者对戴镜舒适度的满意度评分高达 92%[5]。

目前，特殊设计的软性角膜接触镜在临床上还未得到广泛使用，从少量的研究结果来看，它既具有软镜的舒适度，同时也兼顾了硬性透气性角膜接触镜的良好矫正效果。由于采用了特殊设计，镜片光学区的局部厚度增加，为保证镜片的透氧性，需采用高透氧能力的硅水凝胶材料。配戴特殊设计的软性角膜接触镜的长期效果及安全性有待进一步的研究。

第二节　硬性透气性接触镜

硬性透气性接触镜已成为圆锥角膜屈光矫正的主要方法。通过在眼表保持一个固定的形状，硬性透气性接触镜在不规则角膜表面及镜片内表面之间形成薄的泪液透镜，可以中和大部分的角膜散光以及部分高价像差。硬性透气性接触镜通常按照镜片直径的大小进行分类。按照 van der Worp 的分类方法分为：①角膜镜（直径 7~12mm）；②角巩膜镜（直径 12.1~15mm）；③迷你巩膜镜（直径 15.1~18mm）；④巩膜镜（直径 >18mm）[8]。

10 年前，角膜镜曾是圆锥角膜患者最常配戴的硬镜类型，近年来，其他大直径硬镜的使用越来越普遍，因为大直径的硬镜具有舒适度及定位稳定性更高的优势。

一、硬性透气性角膜接触镜

目前，硬性透气性角膜接触镜是圆锥角膜患者矫正视力的主要方式之一。许多品牌的硬性透气性角膜接触镜都有专门针对圆锥角膜的特殊设计。通常分为小直径圆锥片（8.0~9.8mm）和大直径/角膜缘内圆锥片（10.0~12.0mm）。小直径圆锥片适合位于中心的乳头形和小椭圆形圆锥，如 Soper、McGuire、Rose K2、CLEK、I-Kone 等设计。大直径圆锥片采用高 DK/t 的材料，通常中心定位和舒适度更好，尤其适用于大的椭圆形、球形和偏心的圆锥，如 DIL、Rose K2 IC 等设计。Rose K2 是目前主流的专利圆锥片设计，包括多球面的后表面设计和基弧区前后表面控制像差的非球面设计[9]。它可以由验配师定义多种参数变化，如周边的复曲面设计，前、后表面复曲面设计，光学区直径变化调整，边翘的调整，不对称象限设计等。对比研究表明，Rose K2 镜片可以显著提高矫正视力，戴镜后视觉质量更好，舒适度更高[9]。硬性透气性角膜接触镜矫正中央型圆锥角膜的视力效果显著优于旁中央型圆锥角膜[10]。对于锥顶明显偏心的圆锥角膜，很难保证镜片的稳定性，往往需要大直径的硬镜或 Piggyback 角膜接触镜。

经典的圆锥片与角膜的配适关系是"三点接触"（three-point touch）型配适：圆锥的锥顶与镜片中央轻度接触，锥顶旁中周部中等适当的泪液间隙，镜片光学区与第二弧区连接区与角膜接触平行配适，适当的镜片边缘翘起，水平子午线上的周边弧宽约 0.5~0.7mm。而"锥顶支撑"（apical bearing）型配适，是指镜片基弧平坦于角膜中央表面，导致角膜锥顶与镜片接触，这种配适曾被错误地假设为可以阻止圆锥角膜的进展，而实际上它更容易导致中央角膜上皮的损伤，形成角膜瘢痕。与此相反的"锥顶间隙"（apical clearance）型配适，是指镜片基弧明显陡峭于角膜中央表面，导致镜片中央形成"拱顶"，而镜片完全由周边角膜支撑，虽可保护角膜锥顶，但可能由于边翘过窄，造成周边角膜上皮的损伤或镜片黏附（图 9-2-1）。

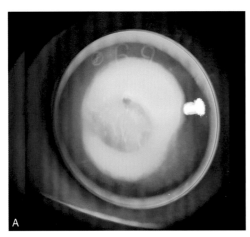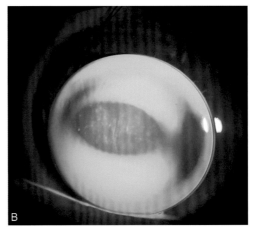
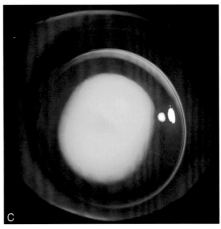

图 9-2-1 同一圆锥角膜患者的不同圆锥片与角膜配适关系
A."三点接触"型配适，状态良好（基弧 6.9mm）；B."锥顶支撑"型配适，镜片基弧过平，锥顶与镜片接触（基弧 7.2mm）；C."锥顶间隙"型配适，镜片基弧过陡，镜片中央形成"拱顶"（基弧 6.6mm）。

以 Rose K2 设计的视倍佳 RK 为例，说明小直径圆锥片的验配流程。

（1）首选试戴片：按平均 K 值选择第一片试戴片。

（2）通过调整基弧使中央区配适为标准的"三点接触"。

（3）必要时，通过边翘调整周边配适到标准边翘（荧光带宽度 0.3~0.8mm），调整范围：边翘降低 1.3~ 抬高 3.0（每 0.1 一挡）（图 9-2-2）。

（4）必要时，调整镜片直径以获得更好的定位，0.2mm 一挡，最大 10.0mm，每增加 0.2mm 直径，基弧增大 0.05mm，反之亦然。

（5）必要时，增加镜片周边环曲（toric peripheral，TP）设计，TP 范围 0.4~1.5（每 0.1 一挡）（图 9-2-3）。

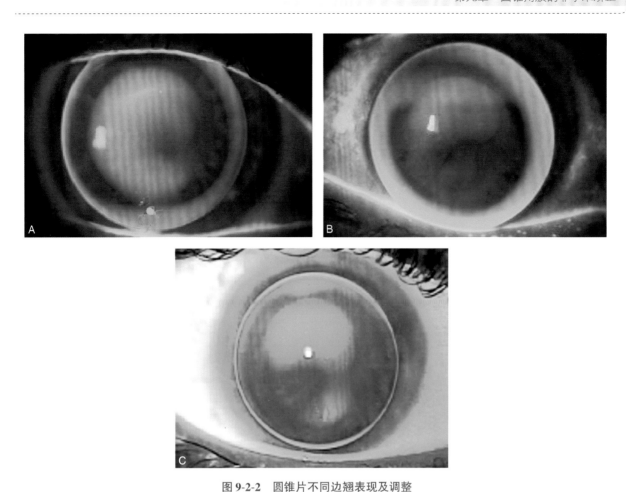

图 9-2-2　圆锥片不同边翘表现及调整

A. 标准边翘; B. 边翘过宽, 需要减低边翘 1.0, 得到标准边翘; C. 边翘过窄, 需要抬高边翘 2.0, 得到标准边翘。

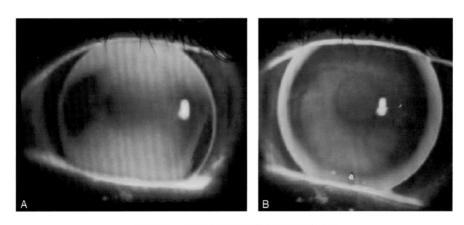

图 9-2-3　圆锥片周边环曲(TP)设计效果

A. 无 TP 设计, 垂直方向上周边镜下泪液堆积, 边翘过宽; B. 加 TP1.0, 周边镜下泪液分布明显变均匀。

（6）必要时, 增加下方象限不对称角膜技术(asymmetric corneal technology, ACT)设计, ACT 向内 1.3, 向外 1.5(每 0.1 一挡)(图 9-2-4)。

（7）戴合适基弧的试戴片进行追加验光。

尽管硬性透气性角膜接触镜是矫正圆锥角膜视力的利器, 但是它也有缺点, 例如: 配戴镜片时不适合做剧烈的体育运动, 镜片容易移位或掉出眼外; 需要一定时间来适应配戴镜片后的异物感; 有时异物会进入镜片下, 引起突然的异物感及流泪; 严重的圆锥角膜或锥顶位于周边的圆锥角膜无法验配; 有发生角膜上皮损伤、形成角膜薄翳的风险。

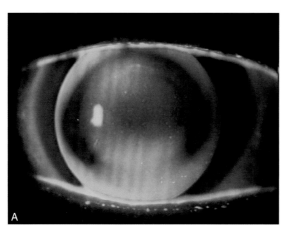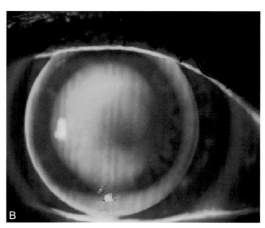

图 9-2-4 圆锥片下方象限 ACT 设计效果

A. 无 ACT 设计，下方镜下泪液堆积明显，边翘过宽；B. 加下方 ACT 向内 1.0，下方镜下泪液堆积明显减少。

所以，把握好适应证，选择合适的配戴对象是非常重要的。比如：圆锥角膜在角膜移植术后植片整体隆起，用角膜接触镜试戴镜片无法定位在角膜上，需要大直径的硬镜来解决定位问题；圆锥角膜患者不能耐受硬性角膜接触镜的异物感，可以验配 Piggyback 接触镜或大直径硬镜，减轻不适感[11]。

二、角巩膜镜

角巩膜镜在角膜缘区需要保留 1~2mm 的"拱顶"泪液间隙，这样可以完全避开镜片在角膜缘区与角膜的接触，避免镜片对角巩膜缘的压迫。镜片边缘翘起松紧适度就能保证一定的镜片下泪液交换，避免镜片的黏附。镜片在瞬目时活动度小于 0.25mm，睑缘感知较少，戴镜舒适度提高。而且还可以在镜片上打孔以减少镜下负压，使摘镜更容易。角巩膜镜可以采用角膜镜的各类设计，包括多弧、非球面、复曲面等。研究表明：角巩膜镜可以显著提高圆锥角膜患者的矫正视力，减少平均 55% 的高阶像差，对比敏感度提高到正常范围，而且配戴舒适度好，平均每日配戴时间可达 13.5 小时[12]。

以视倍佳角巩膜镜为例，说明圆锥角膜患者验配角巩膜镜的流程。

（1）首选试戴片：比角膜平均 K 值陡 0.2mm。

（2）将生理盐水及荧光素点入镜片，试戴后初步评估中央配适，调整基弧到角膜最高点与镜片之间出现轻微接触，试戴 20 分钟后重新评估（图 9-2-5）。

（3）通过边翘调整边缘配适，当推动上下眼睑时荧光素可在镜下顺利进出，角膜缘血管无压迫，边翘调整范围：抬高 2.0~ 降低 2.0（0.5 一挡）。

（4）调整镜片直径，大于水平可视虹膜直径（HVID）约 1.3~1.5mm，最大直径 14.5mm。

（5）观察镜片移动度：刚戴镜时有 0.5~1.0mm 移动，镜片稳定后可见镜片轻微移动。

（6）必要时采用特殊周边及边翘设计。

周边环曲（TP）设计：0.4~2.0（0.2 一挡，标准为 1.2）。

周边象限性不对称角膜技术（ACT）设计：向内 2.0~ 向外 3.0（0.1 一挡）。

TP 联合 ACT：ACT 向内 0.5~ 向外 2.0（0.1 一挡）。

各象限特殊边翘设计：每个象限指定不同的边翘改变，抬高 2.0~ 降低 2.0。

（7）戴镜追加验光。

与角膜镜相比，角巩膜镜可以改善戴镜的舒适度，提高矫正效果，改善镜片的定位。与直径更大的巩膜镜相比，它的优势在于瞬目时镜片具有一定的移动度，可以提供适度的泪液交换。

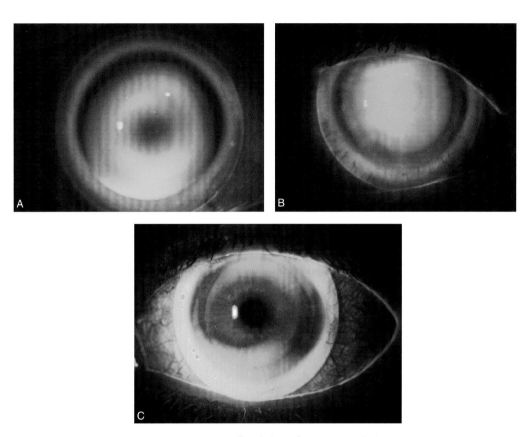

图 9-2-5　圆锥角膜患者角巩膜镜中央配适状态

A. 配适良好,角膜最陡点(锥顶)与镜片轻微接触;B. 偏陡配适,镜片中央区过多泪液;C. 偏平配适,镜片中央区与角膜接触。

三、迷你巩膜镜(半巩膜镜)

正如角巩膜镜一样,迷你巩膜镜的优势在于增加了戴镜的舒适度及稳定性。例如,So₂Clear 镜片、Rose K 半巩膜镜、Time XL。良好的配适是中央角膜、角膜缘与镜片都完全无接触,形成"拱顶"配适,镜片完全由周边巩膜来承载,镜片周边的接触区应均匀分布在巩膜表面的结膜组织上,镜片边缘不能脱离结膜表面,也不能对结膜血管造成压迫(图 9-2-6)。

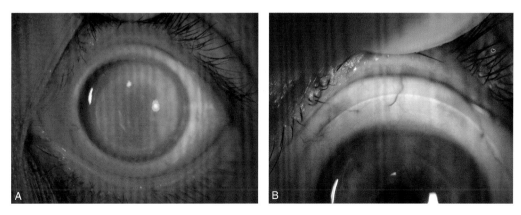

图 9-2-6　圆锥角膜迷你巩膜镜的配适状态

A. 荧光素染色显示 16mm 迷你巩膜镜呈拱顶配适,镜片与角膜及角膜缘没有接触;B. 镜片周边与巩膜表面均匀接触,但并不压迫结膜血管。(图片由温州医科大学眼视光医院姜珺提供)

迷你巩膜镜通常验配达到一个半封闭状态,允许部分泪液交换。戴镜时,患者要采用低头位,在镜片的凹面注满无防腐剂的生理盐水,镜片先放入上眼睑下,再放入下眼睑下,以尽量避免镜下气泡的形成。刚配戴迷你巩膜镜时,镜片后表面距离角膜顶点(拱高)应该在300μm左右,镜片支撑在球结膜和结膜囊上,由于镜片会压迫软组织,因此拱高会下降70~180μm。最佳的配适状态:中央区镜下间隙在200μm左右,角膜缘区镜下间隙为50~100μm[13-14]。评估镜片拱高可在裂隙灯下直接观察镜片下泪液厚度(参照巩膜镜或角膜厚度进行估算);利用前节OCT检查,可以对镜片拱高进行精确测量。

迷你巩膜镜的前表面可以制作成复曲面的设计,以矫正残余的散光;周边弧也可以有复曲面设计,以适应巩膜的复曲面形态。迷你巩膜镜的周边弧还可以进行分象限设计,因为远离角膜缘的巩膜表面往往会越来越不对称。镜片的周边可以做成V形缺口,以使镜片能够跨越一些结膜的障碍物,如翼状胬肉或结膜滤过泡[15]。

配戴迷你巩膜镜后是否会引起角膜缺氧应引起重视。如果镜片采用高透氧材料制成(如Boston XO、Boston XO_2、Equalens Ⅱ),仅镜片本身的透氧性是充分的,但是当镜片和厚的泪液透镜同时存在时,多数病例角膜的氧供是不够的。慢性角膜缺氧可能出现一些问题,如角膜新生血管、角膜透明度下降等;角膜周边部的氧供不足可能导致角膜缘干细胞缺陷。Michaud等[16]建议,要想避免配戴迷你巩膜镜后角膜缺氧,首先,要使用高透氧材料制成的镜片;其次,镜片中心的最大厚度不能超过250μm;最后,镜下的泪液间隙不能超过200μm。角膜缘的压迫是新生血管形成的主要刺激因素,因此在周边角膜或角膜缘区镜下间隙须达成充分的配适。

四、巩膜镜

在许多方面,巩膜镜的验配原则与迷你巩膜镜是相似的。镜片完全拱顶于角膜及角膜缘,与巩膜接触处不能太紧,否则结膜血管受压出现结膜缺血,颜色苍白。例如,Gelflex Laboratories、Innovative Sclerals。

巩膜镜分为有孔型和无孔型,对于早期的PMMA材料,通常是有孔型,以促进泪液的交换。然而,对于高透氧材料的巩膜镜,有没有孔已经不那么重要了。有孔型巩膜镜的拱高要求在100μm左右,而无孔型巩膜镜的拱高要求在200μm左右。巩膜镜打孔虽然可以增加泪液交换,但是可能导致镜下气泡,而验配的目的就是确保新月形气泡大小合适,不会影响到视轴区[17]。为了避免角膜缺氧,巩膜镜需采用高透氧材料,同时注意镜片的厚度及镜下泪液的厚度。

巩膜镜尤其适用于角膜上皮脆弱易损伤、角膜表面非常不规则的圆锥角膜。巩膜镜虽然很大,但配戴巩膜镜是比较舒适的,基本没有异物感。同时,巩膜镜下的泪液交换非常少,角膜表面始终维持类似"湿房"的较厚的泪液层,所以巩膜镜也是治疗重度干眼的利器[18]。

第三节　混合角膜接触镜

硬性角膜接触镜在矫正圆锥角膜视力方面效果显著,但是即使是验配状态良好的硬镜也可能出现一些问题,比如,戴镜初期的不适,镜片移位或镜片脱出眼外。而软性角膜接触镜虽可以避免以上问题,但在视力矫正方面,尤其是对于较严重的圆锥角膜又不尽如人意。设计混合角膜接触镜的目的,就是要结合硬性角膜接触镜和软性角膜接触镜的优点。

混合角膜接触镜由中央的硬镜区和环形连接的外周软性裙边组成(图9-3-1A)。针对圆锥角膜,SynergEyes设计分为两类:基于基弧设计(SynergEyes KC)、基于拱顶驱动设计(SynergEyes ClearKone)。两者的验配方法不同,因混合角膜接触镜带有水凝胶软性裙边,需使用高分子荧光素钠进行染色。基于基弧设计需要规定硬镜部分的基弧和软性裙边的曲率,合适的验配状态是达到完全的顶点间隙,没有气泡,镜片软着陆于软硬连接区(图9-3-1B)。裙边曲率过陡会使镜片矢高过深,导致连接区更轻的着陆。

基于拱顶驱动设计采用逆几何设计,需要 2 个定制参数:拱高(硬镜区)和裙边的曲率。验配的目标是达到完全的顶点间隙,在硬软连接区内侧逐渐变薄的泪液分布及软性裙边在交界区远端的角膜着陆(图 9-3-1C)。

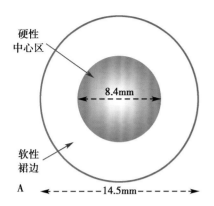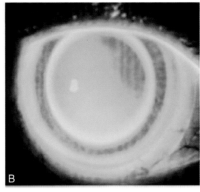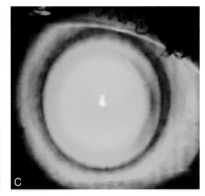

图 9-3-1 圆锥角膜混合角膜接触镜的验配

A. SynergEyes 混合角膜接触镜模式图,中心为直径 8.4mm 硬镜部分,周边是环形的软性裙边,总直径 14.5mm; B. SynergEyes KC 的荧光染色图;C. SynergEyes ClearKone 的荧光染色图。

目前,关于混合角膜接触镜矫治圆锥角膜的临床效果报道有限。Abdalla 等[19]回顾性研究 44 例(61 只眼)圆锥角膜及透明边缘角膜变性(pellucid marginal corneal degeneration, PMD)患者配戴 SynergEyes 混合角膜接触镜 8 个月的情况,发现 87% 的患者获得了成功的适配,而失败的患者主要是因为配戴舒适度欠佳。Hashemi 等[20]对比了 Synergeyes ClearKone 混合角膜接触镜与硬镜矫治圆锥角膜的差异,发现在视力矫正方面二者没有显著差异,但混合角膜接触镜在患者满意程度及视觉相关生活质量评分方面具有显著的优势。

第四节 Piggyback 角膜接触镜

Piggyback 角膜接触镜也称为背驮式角膜接触镜,是指一只眼同时配戴 2 片角膜接触镜:包括 1 片高透氧系数(k)软镜(如硅水凝胶)和 1 片硬性透气性角膜接触镜(角膜镜或角巩膜镜)[21]。先在角膜上戴软镜,再在戴镜状态下做角膜地形图检查,根据角膜地形图的参数做硬性角膜接触镜的验配。镜片需要分别有各自独立的移动度,即硬镜和软镜不能黏附角膜,也不能成为一个整体移动。如果发生角膜黏附,硬性接触镜周边需要放平;如果中心有气泡,硬性接触镜的基弧需要放平。

Piggyback 接触镜的优势在于:①软镜成为硬镜的"承载物"或"垫子",能避免硬镜对角膜表面的直接摩擦,从而减少角膜上皮的损伤,适合配戴常规硬镜有锥顶薄翳、上皮损伤的圆锥角膜或角膜 3:00、9:00 位持续慢性上皮损伤的圆锥角膜;②软镜提高了戴镜的舒适度,适用于对常规硬镜不耐受的圆锥角膜;③软镜能使不规则角膜"平滑化",一定程度上减少了不规则散光,使硬镜更容易验配,并增加硬镜的稳定性及中心定位;④如果圆锥角膜患者在戴硬镜后有明显的残余散光,可以在软镜上加入散光设计[21];⑤如果圆锥明显偏下方,可以采用正度数(通常 >+4.0D)的软镜,改善硬镜的中心定位[22]。

由于 Piggyback 接触镜系统要求同时配戴 2 片角膜接触镜,氧气要透过 2 片镜片才能到达角膜,所以镜片的透氧系数非常重要。Weissman 等通过计算发现,在睁眼状态下,硬镜和软镜的透氧系数都达到 60 以上,角膜就不会缺氧[23]。日抛或 2 周抛的硅水凝胶软镜通常是首选。

但是,Piggyback 接触镜也有以下缺点:①特别不规则的角膜(如,角膜移植术后),戴软镜时,镜片边缘会翘起、皱褶而无法覆盖住角膜,因此无法采用 Piggyback 接触镜;②与传统角膜接触镜配戴方式相比,戴 2 片角膜接触镜会在一定程度上减少角膜的氧供;③配戴者需要更多的摘戴及护理时间,而且经济成本也相应增加。

小 结

配戴接触镜成为圆锥角膜患者重建视功能的有效方法。接触镜的选择及验配需要针对患者的病情进行个性化设计,以达到良好的视力矫正效果及保障长期的安全性。通常,可以根据圆锥的类型进行接触镜的选择[24]（表9-4-1）。

表 9-4-1 圆锥角膜的接触镜选择

圆锥类型	推荐接触镜类型及设计
中央乳头形	小直径圆锥片 / 定制软性接触镜
椭圆形	大直径硬性角膜接触镜 / 小直径圆锥片 / 定制软性接触镜 / 软硬混合角膜接触镜
球形或边缘形	大直径硬性角膜接触镜 /（迷你）巩膜镜 / 软硬混合角膜接触镜 /Piggyback 接触镜

（张 钰）

参 考 文 献

1. DOWNIE L E, LINDSAY R G. Contact lens management of keratoconus. Clin Exp Optom, 2015, 98（4）: 299-311.

2. FICK A E. A contact-lens. 1888（translation）. Arch Ophthalmol, 1998, 106（10）: 1373-1377.

3. GONZÁLEZ-MÉIJOME J M, JORGE J, DE ALMEIDA J B, et al. Soft contact lenses for keratoconus: case report. Eye Contact Lens, 2006, 32（3）: 143-147.

4. GUMUS K, KAHRAMAN N. A new fitting approach for providing adequate comfort and visual performance in ketatoconus: soft hydrocone（Toris K）lenses. Eye Contact Lens, 2016, 42（4）: 225-230.

5. FERNANDEZ-VELAZQUEZ FJ. Kerasoft IC compared to Rose-K in the management of corneal ectasias. Cont Lens Anterior Eye, 2012, 35（4）: 175-179.

6. GRIFFITHS M, ZAHNER K, COLLINS M, et al. Masking of irregular corneal topography with contact lenses. CLAO J, 1998, 24（2）: 76-81.

7. JINABHAI A, RADHAKRISHNAN H, TROMANS C, et al. Visual performance and optical quality with soft lenses in keratoconus patients. Ophthalmic Physiol Opt, 2012, 32（2）: 100-116.

8. VAN DER WORP E. A guide to scleral lens fitting. Scleral lens education society, 2010.

9. GUPTA R, SINHA R, SINGH P, et al. Rose-K versus Soper contact lens in keratoconus: a randomized comparative trial. Middle East Afr J Ophthalmol, 2014, 21（1）: 50-55.

10. SARAÇÖ, KARS ME, TEMEL B, et al. Clinical evaluation of different types of contact lenses in keratoconus management. Cont Lens Anterior Eye, 2019, 42（5）: 482-486.

11. 梅颖, 唐志萍. 视光医生门诊笔记. 北京: 人民卫生出版社, 2017.

12. MONTALT JC, PORCAR E, ESPAÑA-GREGORI E, et al. Visual quality with corneo-scleral contact lenses for keratoconus management. Cont Lens Anterior Eye, 2018, 41（4）: 351-356.

13. CAROLINE P, ANDRE M. Three rules of scleral fitting. Contact Lens Spectrum, 2011, 26: 56.

14. CAROLINE P, ANDRE M. Scleral lens settling. Contact Lens spectrum, 2012, 27: 56.

15. DENAEYER GW. Improve you scleral lens fitting success. Contact Lens Spectrum, 2014, 29: 22-25.

16. MICHAUD L, VAN DER WORP E, BRAZEAU D, et al. Predicting estimates of oxygen transmissibility for scleral lenses. Cont Lens Anterior Eye, 2012, 35（6）: 266-271.

17. PULLUM KW. Scleral contact lenses. //PHILIPS AJ, SPEEDWELL L. Contact Lenses. 5 ed. London：Butterworth-Heinemann，2007.

18. BAVINGER JC, DELOSS K, MIAN SI. Scleral lens use in dry eye syndrome. Curr Opin Ophthalmol, 2015, 26(4)：319-324.

19. ABDALLA YF, ELSAHN AF, HAMMERSMITH KM, et al. SynergEyes lenses for keratoconus. Cornea, 2010, 29(1)：5-8.

20. HASHEMI H, SHAYGAN N, ASGARI S, et al. ClearKone-Synergeyes or rigid gas-permeable contact lens in keratoconic patients：a clinical decision. Eye Contact Lens, 2014, 40(2)：95-98.

21. LINDSAY RG, CONNELL BJ, SNIBSON GR. Contact lens management of keratoconus in a patient with residual astigmatism resulting from implantation of a toric intraocular lens. Clin Exp Optom, 2013, 96(2)：238-241.

22. LARSON B, EDRINGTON TB. Piggybacking with soft torics. Contact Lens Spectrum, 2010, 25：14.

23. WEISSMAN BA, YE P. Calculated tear oxygen tension under contact lenses offering resistance in series：piggyback and scleral lenses. Cont Lens Anterior Eye, 2006, 29(5)：231-237.

24. BENNETT ES, HENRY VA. Clinical manual of contact lenses, 4th ed. Holland：Wolters Kluwer, 2013.

第十章

角膜胶原交联术

第一节 引　言

角膜胶原交联术(corneal collagen cross-linking, CXL)是一种利用核黄素作为光敏剂,配合紫外光照射,促进活性氧类的产生,来增加角膜胶原纤维间的共价键交联的医疗技术。它能够阻止角膜形状的渐进性不规则变化,即角膜膨隆或角膜扩张(ectasia)。这种膨隆通常以进行性角膜变薄、曲率增加为特征,并且常常导致高度近视和散光,常见于圆锥角膜(keratoconus, KC)或角膜屈光术后。圆锥角膜属于进行性膨隆性角膜疾病,晚期因角膜不规则或混浊可导致矫正视力严重下降。CXL 为阻止圆锥角膜的进展带来了希望,是治疗角膜疾病的重要手术之一。近年来,随着各种技术不断发展,这一术式也得到了充分优化,衍生出许多不同的方案。

第二节　适应证与禁忌证

一、适应证

进展期圆锥角膜及其他扩张性角膜疾病。圆锥角膜进展的证据包括:随访期间①近视及/或散光屈光度 6 个月内增加≥3.00D;②中央角膜平均 K 值 6 个月内增加≥1.50D;③中央角膜厚度 6 个月内减少≥5%;④Kmax 12 个月内增加 >1.00D。

二、禁忌证

1. 角膜厚度小于 $400\mu m$。
2. 角膜明显混浊。
3. 疱疹性角膜炎史。
4. 严重干眼症。
5. 严重春季角结膜炎。
6. 严重的全身疾病,如自身免疫性疾病。
7. 角膜内皮细胞计数 $<1\ 000$ 个 $/mm^2$。

第三节　传统角膜胶原交联术

交联技术是指通过增强纤维蛋白等大分子间的连接,产生大分子聚合作用,使生物材料变得更加坚硬并易于保存。因此，交联技术的应用十分广泛。1997年，Spörl等[1]率先将交联技术用于圆锥角膜的治疗，即角膜胶原交联术简称CXL。Wollensak等[2]提出了传统CXL方案，又称为Dresden方案。

一、操作过程

1. 在表面麻醉下去除术眼中央区7~9mm直径范围的角膜上皮。

2. 用0.1%等渗核黄素（riboflavin）点眼，每3分钟一次，持续30分钟。

3. 用波长370nm、辐照度3mW/cm^{2}的UV-A照射30分钟（总能量5.4J/cm^2），其间每3分钟点等渗核黄素溶液一次，以保持角膜表面温度和湿度，防止灼伤。

4. 术毕戴角膜绷带镜，抗生素滴眼液点眼，角膜上皮修复后摘除绷带镜。

二、疗效

研究表明，该方案非常有效。在美国一项多中心临床试验中[3]，CXL术后12个月最大角膜曲率（Kmax）平均降低了1.6D，矫正远视力（CDVA）与裸眼远视力（UDVA）也得到一定程度的改善。虽然视力与术前相比无统计学差异，但术后12个月病情持续进展的比例相对较低，约为6%~8%[4-5]。此外有长期研究[6]表明，该方案的效果可维持长达10年。

角膜最薄厚度低于400μm是传统CXL的一个重要排除标准，遵循该标准可以减少紫外线导致的角膜内皮细胞损伤，保证角膜内皮细胞及眼内结构如晶状体和视网膜的安全[7]。Lazaridis等[8]用mf-ERG和OCT对17眼术前、术后2周和6周的视网膜状态进行评估，发现术后初期可能出现暂时性视网膜功能障碍，但术后6周即恢复至术前水平，证明了传统CXL方案中UV-A相关参数的安全性。

第四节　快速角膜胶原交联术

一、理论依据与实验研究

各种研究已经证明传统CXL的安全性和有效性，但手术时间过长是其明显的缺点。为了克服这一局限，同时又保持手术的有效性，发展出快速角膜胶原交联术（accelerated CXL）。Bunsen-Roscoe互易律（Bunsen-Roscoe reciprocity law）指出，光化学生物效应与照射总能量相关，而非照射时间或辐照强度单独决定[9]。因此，可以通过短时间高能量或长时间低能量照射来获得相同的效果。

有研究[10]测量了离体猪眼角膜分别进行传统和快速CXL（10mW/cm^2×9min）后的应力-应变关系，比较发现两组所得的杨氏弹性模量中位数无显著差异，两种方法在增加角膜硬度方面效果相当。Wernli等[11]在猪角膜中进行的角膜胶原交联的离体结果表明，与对照组相比，3~45mW/cm^{2}的辐照强度可使角膜生物力学强度明显增加，其增加幅度与能量有关；但强度超过50mW/cm^{2}则不能获得更佳效果。因此，他们认为Bunsen-Roscoe互易律仅适用于照射幅度最高45mW/cm^{2}和时间超过2分钟的方案。不同的是，Hammer等[12]则发现随着能量增高，CXL的生物力学效应显著降低。

二、临床研究结果

Kanellopoulos[13]对21名患者（42只眼）行传统与快速CXL（7mW/cm^2×15min），术后随访46个月，两组术后UDVA、最佳矫正视力（BCVA）和Kmax均有改善，两种方法在屈光改善方面无明显差异，证明了快速CXL的有效性，且无其他不良影响。

Hashemi等[14-15]的研究表明，快速CXL 18mW/cm^2×5min的方案可阻止疾病进展，但传统CXL术后角膜的扁平化程度更高。Razmjoo等[16]的研究则提示二者在屈光矫正方面无明显差别。多项研究[17-20]发现，无论成人还是儿童，在9mW/cm^{2}照射10min后，角膜的稳定性、视敏度和角膜曲率值都有显著改善。其中,有研究认为快速 CXL 的效果较标准 CXL 更好[18],但也有研究认为二者差别不大[19]。此外,有研究[21]观察到 2 位患者(3 只眼)在术后 2 年疾病持续进展。同样,许多研究[22-23]发现 30mW/cm² × 3min 的方案也能阻止疾病发展,术后 Kmax 显著降低,视力改善,但快速 CXL 与传统 CXL 的疗效比较,孰优孰劣依然存在争议。

2006 年,Seiler 和 Hafezi[24]使用裂隙灯显微镜观察到 CXL 后角膜基质出现交联线(demarcation line),他们认为交联线是角膜基质内交联和未交联胶原纤维的分界线,其深度被认为是疗效的替代标志物。交联线最快在术后 2 周出现,深度约为 300μm。有研究用眼前节相干光断层扫描(AS-OCT)比较了传统与快速 CXL 所产生交联线的深度,发现传统 CXL 的交联线更深,因此可以认为传统 CXL 的疗效优于快速 CXL[25]。但通过提高总能量至 7.5J/cm² 或增加核黄素浓度,可以使快速 CXL 达到与传统 CXL 相同的交联线深度[26-27]。比较不同方案,发现 3mW/cm² 和 9mW/cm² 组的交联线更深更清晰,而更高辐照强度照射下的交联线浅且斑驳[28]。由于角膜生物力学强度很大程度上由前基质纤维决定,因此较浅的交联线可能也足以预防疾病进展,但仍需要长期研究来进一步验证。

三、操作过程

以笔者采取的方式为例,将紫外光辐照度提高至 30mW/cm²,0.1% 核黄素浸泡时间缩短至 10 分钟,370nm 紫外光照射 4 分钟,总能量达到 7.2J/cm²,其余手术过程与传统方式相似,但整个手术时间约为传统方式的 1/4。

总之,快速 CXL 大大缩短了手术时间并减轻了患者的不适感,由于角膜暴露的时间缩短,感染的风险也有所降低[29]。此外,UV-A 照射时间大量缩短,也避免了角膜基质过度变薄及内皮损伤[30]。

尽管目前一些临床试验的结果间依然存在相互矛盾的情况,但多数研究都认为快速 CXL 在阻止圆锥角膜进展方面有效可行。由于方案的多样性,对于患者最适合的辐照强度及照射时间尚待进一步探究。同时,快速 CXL 的效果是否跟传统 CXL 一样持久尚无定论,仍需进行长期观察。

第五节　跨上皮角膜胶原交联术

传统 CXL 须去除角膜上皮使得核黄素能够充分浸润角膜基质,在 UV-A 照射下反应充分。但由于去除了角膜上皮,增加了术后感染的风险,容易形成角膜上皮下雾状混浊(haze);而且术后疼痛较为明显,患者耐受性降低。假如角膜较薄,也会增加 UV-A 损伤角膜内皮的风险。为了避免传统 CXL 的术后并发症和疼痛,采用保留角膜上皮的 CXL 方法,即跨上皮 CXL(epithelium-on CXL),其关键在于增加核黄素穿越角膜上皮屏障的能力,以达到充分的基质胶原纤维交联作用。

一、促进核黄素渗透的方法

目前已经有几种方法来增强核黄素穿透完整上皮细胞屏障的能力,比如①药物作用:在核黄素溶液中添加渗透增强剂,如苯扎氯铵、丁卡因、丁三醇、乙二胺四乙酸[31-32]和羟丙基甲基纤维素[33],削弱上皮细胞间的连接,使其更易穿透上皮;②机械法[34],如使用角膜上皮打孔器破坏部分角膜上皮增加渗透性;③离子电渗[35];④基质内注射[36];⑤增加核黄素的应用时间[37];⑥超声增强核黄素渗透[38];⑦微针注射[39]等。

二、临床研究结果

尽管上述技术可以避免一些传统 CXL 术后并发症,但大部分研究认为其效果相对较差[40]。Nawaz[41]等发现二者均可阻止圆锥角膜进展,术后视力,K 值及术后 3、6 个月的角膜中央厚度无显著差异,且跨上皮 CXL 的并发症较少。而 Godefrooij 等[42-43]发现,传统 CXL 可以更有效地阻止圆锥角膜进展,降低 Kmax。

由于葡聚糖黏度高,可抑制核黄素渗透上皮[44],因此,一些研究采用 0.1% 的核黄素和较低浓度(15%)的葡聚糖。Rossi 等[45]在 12 个月的随访中发现,传统与跨上皮 CXL 均能阻止圆锥角膜的进展。Magli 等[46]在儿童患者中也获得了同样的结果。一些研究者提高了核黄素的浓度。Akbar 等[47]仅在跨上皮 CXL 组中将浓度增加至 0.25%,发现传统 CXL 组和跨上皮 CXL 组分别有 94% 和 74% 的病例术后病情稳定;而 Stojanovic 等[44]将两组的浓度均提高至 0.5%,发现两组术后病情均无进展。Stojanovic 等[44]还将他们与其他核黄素浓度 0.1% 的研究结果进行了比较,发现使用 0.1% 的核黄素,模拟角膜镜读数(Sim K)、Kmax 和高阶像差(HOA)的改善更显著。他们推测更高的核黄素浓度使基质中氧消耗更快,降低了有效性。尽管这些研究中圆锥角膜进展情况不尽相同,但他们都发现跨上皮 CXL 术后视力恢复更快,疼痛较轻,感染风险减少。

离子电渗是利用电场效应形成电位梯度,从而增强溶液渗透性的一种无创技术。许多研究[48-51]表明,离子电渗疗法辅助的 CXL(I-CXL)术后,病情得到控制,但基质内核黄素浓度较传统 CXL 低,术后 K 值改善小,产生的交联线也更浅。在最近的一项小型研究中,Lombardo 等[52]比较了传统 CXL 和 I-CXL 术后 2 年的结果,发现 I-CXL 对角膜地形图参数和视觉均有一定改善,但传统 CXL 组的角膜扁平化效果更为显著。Mastropasqua 等[49]在研究中证明,相对于传统 CXL,I-CXL 的基质层核黄素水平较低,但比其他跨上皮 CXL 高,交联反应更强,有望成为新式高效的跨上皮 CXL 的关键技术。尽管 I-CXL 已经研究多年,但依然需要更大样本量、更长随访时间的研究来评估其长期有效性。

第六节 低渗性核黄素对于薄角膜行传统角膜胶原交联术

低渗性核黄素属于低胶体渗透压的溶液,而角膜基质蛋白具有高度亲水性,所以滴用后可以造成角膜水肿,且对角膜基质细胞及内皮细胞没有毒性。对于角膜基质厚度小于 400μm 的患者,可通过在术中应用低渗性核黄素,使角膜发生"水肿",厚度暂时增加,基质厚度达到 400μm 或以上,此时再进行紫外光照射,即可避免造成内皮细胞损伤。因此,在很大程度上突破了角膜厚度阈值的限制。

Hafezi 等[53]报告,术眼刮除角膜上皮后的平均角膜厚度为 365μm(最低 323μm),然后滴用低渗性核黄素(0.1% 核黄素,0.9% 氯化钠),使厚度在交联前增加至 400μm 以上,从而提高了薄角膜行传统 CXL 的安全性、降低了 UV-A 对深层结构的可能伤害。研究结果表明,术后所有角膜扩张均得到有效控制甚至有所减轻。Kymionis 等[54]在 10 例低厚度角膜中用低渗性核黄素行 CXL 后,平均角膜内皮细胞密度降低了 10%,但并未观察到术中或术后并发症。使用等渗核黄素(角膜厚度 >400μm)和低渗核黄素(角膜厚度 <400μm)行 CXL 的效果相比,术后两组患者的 Km、Kmax 均降低,生物力学改变并无明显差异。因此,对于角膜厚度低于传统 CXL 安全范围者,低渗性核黄素可作为较好的光敏剂选择。

尽管低渗性核黄素能够较为简便地将角膜厚度提升至安全厚度,但至今尚无研究证实交联对于高度水合的角膜同样有效。此外,基质发生水肿的程度因人而异,差别很大,厚度增加短暂且不稳定。有个案报道在过度水合的薄角膜中并未产生显著交联效应,说明通过使角膜水肿增加厚度并非越多越好。低渗性核黄素的应用为薄角膜行 CXL 带来了希望,但该方法的长期有效性需要更多研究支持。

第七节 脉冲式角膜胶原交联术

Shetty 等[55]比较了传统和快速 CXL 的结果发现,与更高的光照强度相比,3mW/cm^2 和 9mW/cm^2 组对角膜曲率的改善显著,交联线也更深、更清晰。

有效的基质交联需要核黄素的充分渗透、UV-A 照射和氧[56]。交联的生化基础是光动力 I、II 型反应。后者通过活性氧介导交联形成。光化学交联动力学模型表明:UV-A 照射核黄素浸泡的角膜时,氧浓度迅速降低，停止照射时迅速恢复至原水平[57]。研究表明，交联中活性氧类是由单线态氧产生的，随着紫外线照射持续时间的延长，单线态氧的浓度迅速降低，活性氧类的生成速率也逐渐降低[58]。有学者推测，快速 CXL 耗氧快，导致功效降低。理论上可采用脉冲式照射法增加照射间隔时间，提高氧浓度，从而生成比等能量连续照射法更多的交联键，取得更好的疗效[59]。大量研究比较了快速方案中连续和脉冲式照射的结果，发现脉冲式照射的交联深度高于连续照射组，并且能更好地促进细胞凋亡[60-63]。Ziaei 等[64]比较 80 只眼分别行两种方案的结果，发现采用连续照射能取得更好的屈光改善及角膜形态结果，但这些不一定就能带来更好的视觉效果。Peyman 等[60]发现，与快速 UV-A 连续照射 4 分钟相比，脉冲式照射（1 秒开 1 秒关）后的交联线要深得多。Moramarco 等[61]将 60 只眼分组比较，用 AS-OCT 测量交联线深度，得到了同样的结论。脉冲组的平均深度为（213 ± 47.38）μm，而连续照射组为（149.32 ± 36.03）μm。Mazzotta 等[62-63]用共聚焦显微镜也证实了这一结论。

Ⅱ型反应中的氧耗竭时间为 15~20 秒。正常组织中的氧水平会在停止照射 3~4 分钟内恢复。此外，胶原纤维间共价键的形成具有饱和性，共价键增多达到某一密度时，即使活性氧类增多，亦不产生交联键，同时活性氧类的蓄积也可能损伤组织。因此，能够达到最佳氧利用的具体开启 - 关闭循环相关参数，尚待进一步摸索。

第八节　角膜胶原交联术与其他手术的联合

尽管有许多研究已证明 CXL 可阻止圆锥角膜的进展、改善角膜曲率且长期保持最佳矫正视力（BCVA），但多数中晚期患者仍需采用屈光矫正来实现视觉康复。2011 年，Kymionis[65]提出了"CXL plus"，即为了增强 CXL 疗效而联合进行某种屈光手术。这种联合手术不仅能够控制疾病进展，而且还能矫正视力。目前可与 CXL 联合的有准分子激光屈光性角膜切削术（photorefractive keratectomy，PRK）、准分子激光治疗性角膜消融术（phototherapeutic keratectomy，PTK）、角膜基质环（intrastromal corneal ring segments，ICRS）植入、有晶状体眼人工晶状体（phakic intraocular lens，PIOL）植入等。

一、角膜胶原交联术联合准分子激光屈光性角膜切削术

其目的是在加固角膜的同时，让角膜变得更为规则，提高术后最佳矫正视力。角膜上皮去除后先行角膜地形图引导的 PRK，然后再继续 CXL 的其他步骤。须注意 PRK 的目的是修正角膜不规则形态，并不考虑屈光度；术中尽量采用小光区，以节省角膜组织，保证术后角膜厚度在 400μm 以上。

（一）临床研究结果

地形图引导 PRK 联合 CXL 于 2010 年首次由 Krueger 和 Kanellopoulos 报道，即雅典方案[66]。Kanellopoulos[67]观察行雅典方案术后屈光度、角膜地形图、厚度及视觉恢复的长期变化，发现术后 3 年内圆锥角膜病情逐渐稳定，角膜厚度与地形图参数保持良好，说明 CXL 引发的基质变化促进了角膜扁平化及增厚，此外还提出要警惕过度矫正；术后 10 年的数据则进一步证明了雅典方案对角膜扩张的控制作用以及长期有效性和安全性。

我们团队的研究表明，角膜地形图引导的 LASEK 联合快速 CXL，同样能够取得良好的疗效（图 10-8-1）[68]。

（二）手术顺序及丝裂霉素的使用

目前联合手术的方法除雅典方案外还有多种变型，主要是关于手术顺序以及术中是否使用丝裂霉素（mytomycin）。

关于手术顺序，Kanellopoulos[69-71]的一系列研究显示，同时进行 PRK 和 CXL 即雅典方案，比 CXL 术后（6 个月以上）再行 PRK 对于圆锥角膜患者的视觉康复更为有效。此外，他们还试图将眼球旋转补偿纳入个性化的地形图引导治疗中[71]。

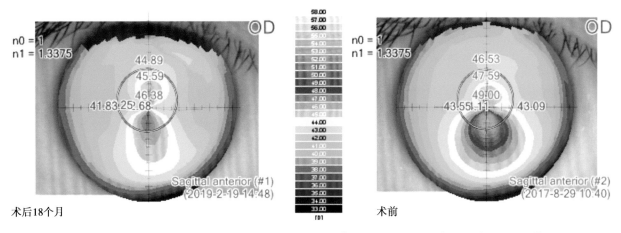

图 10-8-1 角膜前表面矢状曲率图,与术前相比,术后角膜形态变得规则,至术后 18 个月依然保持稳定

术后 haze 的风险增加是该联合手术的一大局限。术中是否使用丝裂霉素也存在许多争议,多数研究报道在 PRK 后使用 0.02% 丝裂霉素 20~30 秒。但 Kymionis 等[72]认为基质消融基础上的交联会使得前角膜基质细胞减少,已经减少了发生 haze 的可能性,因此他们建议不使用丝裂霉素,尽管术后 50% 的患者出现了轻度 haze,但并不显著影响视力。

二、角膜胶原交联术联合角膜基质环植入

CXL 联合 ICRS 植入可以在阻止圆锥角膜进展的同时,显著降低 K 值,使角膜形态正常化。一些研究提示联合治疗的效果并不优于单独行 ICRS 植入[73-74],但也有一些认为二者联合的疗效更好[75-76]。

与 PRK 类似,CXL 可以在 ICRS 植入之前、同时或之后进行。Liu 等[77]分析了三组共 41 只眼,第一组行 ICRS 植入;第二组先行 ICRS 植入、随后交联;第三组先交联、后行 ICRS 植入,发现这三组之间没有显著差异。Kim 等[78]的研究也发现 ICRS 植入术后 1 个月内行 CXL,在改善视力、减少屈光不正和角膜曲率值方面的效果可能优于单独使用 ICRs 或 CXL。Hersh 等[79]发现同时行 ICRS 植入和 CXL,与先行 CXL 再交联所得的疗效相似。而 Coskunseven 等[80]的研究则提示,相比先行 CXL 再行 ICRS 植入,先行 ICRS 植入再行 CXL 所达到的屈光度和视力更好。

此外,CXL 还有许多其他方面的应用。例如与准分子激光原位角膜磨镶术(laser in situ keratomileusis,LASIK)联合(LASIK Xtra)、与小切口飞秒激光基质透镜切除术(small incision lenticule extraction,SMILE)联合,可预防术后屈光回退、减少术后角膜扩张的风险。

三、联合有晶状体眼人工晶状体植入

圆锥角膜经 CXL 角膜形态与厚度稳定后,可植入后房型环曲面有晶状体眼人工晶状体(toric PIOL),可有效矫正高度近视和散光,以满足患者的脱镜需求。Kymionis 等人报道[81]。一位 29 岁渐进性圆锥角膜的女性,CXL 术后 12 个月接受了 toric ICL 植入术。术后 3 个月,UDVA 由指数增加到 20/40,CDVA 由 20/100 增加到 20/30,且没有出现术中或术后并发症。Antonios 等人[82]对患进行性圆锥角膜的 30 只眼行 CXL 后 6 个月再行 toric PIOL,长期随访以评价安全性和临床结果。CXL 后 6 个月视力、屈光度无明显变化;toric PIOL 植入 12 个月后,平均屈光度等效球镜由术前的(−6.96±3.68)D 提高到(−0.83±0.76)D,平均柱镜度从(2.95±1.40)D 下降到(1.03±0.60)D;术后 UDVA 和 CDVA 均有明显改善,并在随访期间保持稳定。

第九节 儿童圆锥角膜的交联治疗

圆锥角膜多于青春期发病,目前,年龄小于 18 岁儿童的圆锥角膜发病率有上升趋势。与成人相比,儿童圆锥角膜进展更为迅速,CXL 的适应证应适度放宽,而无须等到出现明确进展征象之后,尤其是在患者有明显危险因素,如圆锥角膜Ⅲ~Ⅳ期、家族史、频繁揉眼史等,对于"单眼"圆锥角膜,为避免发生弱视,也应及早治疗。

8 岁以上的儿童,一般都能够接受表面麻醉下 CXL,手术方法与成人基本相同。但术后产生疗效回退的可能性显著高于成人,须进行更频繁、更长期的术后随访。随访检查内容主要包括 4 个方面:裸眼与矫正视力、屈光状态、角膜曲率、角膜厚度及其他角膜地形图参数。将随访所得数据与术前数据对比,也应当与之前的术后随访数据做比较,便于及时观察到术后的病情进展。

第十节 展　　望

角膜胶原交联术是治疗圆锥角膜的一项里程碑式手术,许多研究评估了该手术的有效性,尽管有些结果存在矛盾。一般来说,某些改良的 CXL 功效仍低于传统 CXL,但能够减少术后并发症、扩大应用范围。CXL 仍在不断发展,其潜力尚未被完全开发。针对个体不同情况的个性化治疗,可能是未来该术式发展的方向,在保证手术安全性的同时获得更好的屈光效果与矫正视力。

(陈彦婷　陈跃国)

参 考 文 献

1. SPÖRL E, HUHLE M, KASPER M, et al. Increased rigidity of the cornea caused by intrastromal cross-linking. Ophthalmologe, 1997, 94(12): 902-906.

2. WOLLENSAK G, SPOERL E, SEILER T. Riboflavin/ultraviolet-A-induced collagen crosslinking for the treatment of keratoconus. Am J Ophthalmol, 2003, 135(5): 620-627.

3. HerSH P S, STULTING R D, MULLER D, et al. United States multicenter clinical trial of corneal collagen crosslinking for keratoconus treatment. Ophthalmology, 2017, 124(9): 1259-1270.

4. KOLLER T, MROCHEN M, SEILER T. Complication and failure rates after corneal crosslinking. J Cataract Refract Surg, 2009, 35(8): 1358-1362.

5. WITTIG-SILVA C, CHAN E, ISLAM FMA, et al. A randomized, controlled trial of corneal collagen cross-linking in progressive keratoconus: three-year results. Ophthalmology, 2014, 121(4): 812-821.

6. RAISKUP F, THEURING A, PILLUNAT LE, et al. Corneal collagen crosslinking with riboflavin and ultraviolet-A light in progressive keratoconus: ten-year results. J Cataract Refract Surg, 2015, 41(1): 41-46.

7. SPOERL E, HOYER A, PILLUNAT LE, et al. Corneal cross-linking and safety issues. Open Ophthalmol J, 2011, 5: 14-16.

8. LAZARIDIS A, TSAMASSIOTIS S, DROUTSAS K, et al. Revisiting the safety of the corneal collagen crosslinking procedure: evaluation of the effect of ultraviolet A radiation on retinal function and structure. Cornea, 2020, 39(2): 237-244.

9. BUNSEN RW, ROSCOE HE. Photochemical researches-part V. on the measurement of the chemical action of direct and diffuse sunlight. Proc R Soc Lond, 1862, 12: 306-312.

10. SCHUMACHER S, OEFTIGER L, MROCHEN M. Equivalence of biomechanical changes induced by rapid and standard corneal cross-linking, using riboflavin and ultraviolet radiation. Invest Ophthalmol Vis Sci, 2011, 52(12): 9048-9052.

11. WERNLI J, SCHUMACHER S, SPOERL E, et al. The efficacy of corneal cross-linking shows a sudden decrease with very high

intensity UV light and short treatment time. Invest Ophthalmol Vis Sci, 2013, 54（2）: 1176-1180.

12. HAMMER A, RICHOZ O, MOSQUERA SA, et al. Corneal biomechanical properties at different corneal cross-linking（CXL） irradiances. Invest Ophthalmol Vis Sci, 2014, 55（5）: 2881-2884.

13. KANELLOPOULOS AJ. Long term results of a prospective randomized bilateral eye comparison trial of higher fluence, shorter duration ultraviolet A radiation, and riboflavin collagen cross linking for progressive keratoconus. Clin Ophthalmol, 2012, 6: 97-101.

14. HASHEMI H, MIRAFTAB M, SEYEDIAN MA, et al. Long-term results of an accelerated corneal cross-linking protocol （18mW/cm^2）for the treatment of progressive keratoconus. Am J Ophthalmol, 2015, 160（6）: 1164-1170.

15. HASHEMI H, FOTOUHI A, MIRAFTAB M, et al. Short-term comparison of accelerated and standard methods of corneal collagen crosslinking. J Cataract Refract Surg, 2015, 41（3）: 533-540.

16. RAZMJOO H, PEYMAN A, RAHIMI A, et al. Cornea collagen cross-linking for keratoconus: A comparison between accelerated and conventional methods. Adv Biomed Res, 2017, 6: 10.

17. ELBAZ U, SHEN C, LICHTINGER A, et al. Accelerated（9-mW/cm^2）corneal collagen crosslinking for keratoconus-A 1-year follow up. Cornea, 2014, 33（8）: 769 773.

18. ÇINAR Y, CINGÜ AK, TÜRKCÜ FM, et al. Comparison of accelerated and conventional corneal collagen cross-linking for progressive keratoconus. Cutan Ocul Toxicol, 2014, 33（3）: 218-222.

19. SADOUGHI MM, EINOLLAHI B, BARADARAN-RAFII A, et al Accelerated versus conventional corneal collagen cross-linking in patients with keratoconus: An intrapatient comparative study. Int Ophthalmol, 2018, 38（1）: 67-74.

20. ULUSOY DM, GÖKTAŞ E, DURU N, et al. Accelerated corneal crosslinking for treatment of progressive keratoconus in pediatric patients. Eur J Ophthalmol, 2017, 27（3）: 319-325.

21. SHETTY R, NAGARAJA H, JAYADEV C, et al. Accelerated corneal collagen cross-linking in pediatric patients: Two-year follow-up results. Biomed Res Int, 2014, 2014: 894095.

22. AIXINJUELUO W, USUI T, MIYAI T, et al. Accelerated transepithelial corneal cross-linking for progressive keratoconus: A prospective study of 12 months. Br J Ophthalmol, 2017, 101（9）: 1244-1249.

23. TOMITA M, MITA M, HUSEYNOVA T. Accelerated versus conventional corneal collagen crosslinking. J Cataract Refract Surg, 2014, 40（6）: 1013-1020.

24. SEILER T, HAFEZI F. Corneal cross-linking-induced stromal demarcation line. Cornea, 2006, 25（9）: 1057-1059.

25. KYMIONIS GD, TSOULNARAS KI, GRENTZELOS MA, et al. Corneal stroma demarcation line after standard and high-intensity collagen crosslinking determined with anterior segment optical coherence tomography. J Cataract Refract Surg, 2014, 40（5）: 736-740.

26. OZGURHAN EB, SEZGIN AKCAY BI, YILDIRIM Y, et al. Evaluation of corneal stromal demarcation line after two different protocols of accelerated corneal collagen cross-linking procedures using anterior segment optical coherence tomography and confocal microscopy. J Ophthalmol, 2014, 2014: 981893.

27. KYMIONIS GD, TSOULNARAS KI, LIAKOPOULOS DA, et al. Corneal stromal demarcation line depth following standard and a modified high intensity corneal collagen crosslinking protocol. J Refract Surg, 2016, 32（4）: 218-222.

28. SHETTY R, PAHUJA NK, NUIJTS RM, et al. Current protocols of corneal collagen cross-linking: Visual, refractive, and tomographic outcomes. Am J Ophthalmol, 2015, 160（2）: 243-249.

29. KYMIONIS GD, KONTADAKIS GA, HASHEMI KK. Accelerated versus conventional corneal crosslinking for refractive instability: An update. Curr Opin Ophthalmol, 2017, 28（4）: 343-347.

30. HOLOPAINEN JM, KROOTILA K. Transient corneal thinning in eyes undergoing corneal cross-linking. Am J Ophthalmol, 2011, 152（4）: 533-536.

31. MOHAMMADPOUR M, MASOUMI A, MIRGHORBANI M, et al. Updates on corneal collagen cross-linking: indications, techniques and clinical outcomes. J Curr Ophthalmol, 2017, 29（4）: 235-247.

32. LESNIAK S P, HERSH P S. Transepithelial corneal collagen crosslinking for keratoconus: Six-month results. J Cataract Refract Surg, 2014, 40（12）: 1971-1979.

33. AKBAR B, INTISAR-UL-HAQ R, ISHAQ M, et al. Comparison of transepithelial corneal crosslinking with epithelium-off crosslinking（epithelium-off CXL）in adult Pakistani population with progressive keratoconus. Taiwan J Ophthalmol, 2017, 7

（4）：185-190.

34. RECHICHI M, DAYA S, SCORCIA V, et al. Epithelial-disruption collagen crosslinking for keratoconus：one-year results. J Cataract Refract Surg, 2013, 39（8）：1171-1178.

35. MASTROPASQUA L, LANZINI M, CURCIO C, et al. Structural modifications and tissue response after standard epi-off and iontophoretic corneal crosslinking with different irradiation procedures. Invest Ophthalmol Vis Sci, 2014, 55（4）：2526-2533.

36. CRUZAT A, SHUKLA AN, ARAFAT SN, et al. Ex vivo study of transepithelial corneal cross-linking. J Refract Surg, 2017, 33（3）：171-177.

37. ACAR BT, UTINE CA, OZTURK V, et al. Can the effect of transepithelial corneal collagen cross-linking be improved by increasing the duration of topical riboflavin application？ An in vivo confocal microscopy study. Eye & Contact Lens, 2014, 40（4）：207-212.

38. LAFOND M, APTEL F, MESTAS J-L, et al. Ultrasound-mediated ocular delivery of therapeutic agents：a review. Expert Opin Drug Deliv, 2017, 14（4）：539-550.

39. JIANG J, GILL HS, GHATE D, et al. Coated microneedles for drug delivery to the eye. Invest Ophthalmol Vis Sci, 2007, 48（9）：4038-4043.

40. SHALCHI Z, WANG X, NANAVATY MA. Safety and efficacy of epithelium removal and transepithelial corneal collagen crosslinking for keratoconus. Eye（Lond）, 2015, 29（1）：15-29.

41. NAWAZ S, GUPTA S, GOGIA V, et al. Trans-epithelial versus conventional corneal collagen crosslinking：a randomized trial in keratoconus. Oman J Ophthalmol, 2015, 8（1）：9-13.

42. GOEDFROOIJ DA, ROOHE SL, SOETERS N, et al. The independent effect of various cross-linking treatment modalities on treatment effectiveness in keratoconus. Cornea, 2020, 39：63-70.

43. GODEFROOIJ DA, EL KANDOUSSI M, SOETERS N, et al. Higher order optical aberrations and visual acuity in a randomized controlled trial comparing transepithelial versus epithelium-off corneal crosslinking for progressive keratoconus. Clin Ophthalmol, 2017, 11：1931-1936.

44. STOJANOVIC A, CHEN X, JIN N, et al. Safety and efficacy of epithelium-on corneal collagen cross-linking using a multifactorial approach to achieve proper stromal riboflavin saturation. J Ophthalmol, 2012, 2012：498435.

45. ROSSI S, ORRICO A, SANTAMARIA C, et al. Standard versus trans-epithelial collagen cross-linking in keratoconus patients suitable for standard collagen cross-linking. Clin Ophthalmol, 2015, 9：503-509.

46. MAGLI A, FORTE R, TORTORI A, et al. Epithelium-off corneal collagen cross-linking versus transepithelial cross-linking for pediatric keratoconus. Cornea, 2013, 32（5）：597-601.

47. AKBAR B, INTISAR-UL-HAQ R, ISHAQ M, et al. Comparison of transepithelial corneal crosslinking with epithelium-off crosslinking（epithelium-off CXL）in adult Pakistani population with progressive keratoconus. Taiwan J Ophthalmol 2017, 7（4）：185-190.

48. VINCIGUERRA P, RANDLEMAN JB, ROMANO V, et al. Transepithelial iontophoresis corneal collagen cross-linking for progressive keratoconus：Initial clinical outcomes. J Refract Surg, 2014, 30（11）：746-753.

49. MASTROPASQUA L, LANZINI M, CURCIO C, et al. Structural modifications and tissue response after standard epi-off and iontophoretic corneal crosslinking with different irradiation procedures. Invest Ophthalmol Vis Sci, 2014, 55（4）：2526-2533.

50. BIKBOVA G, BIKBOV M. Standard corneal collagen crosslinking versus transepithelial iontophoresis-assisted corneal crosslinking, 24 months follow-up：Randomized control trial. Acta Ophthalmol, 2016, 94（7）：e600-e606.

51. MASTROPASQUA L. Collagen cross-linking：when and how？ A review of the state of the art of the technique and new perspectives. Eye Vis, 2015, 2：19.

52. LOMBARDO M, SERRAO S, LOMBARDO G, et al. Two-year outcomes of a randomized controlled trial of transepithelial corneal crosslinking with iontophoresis for keratoconus. J Cataract Refract Surg, 2019, 45（7）：992-1000.

53. HAFEZI F, MROCHEN M, ISELI HP, et al. Collagen crosslinking with ultraviolet-A and hypoosmolar riboflavin solution in thin corneas. J Cataract Refract Surg, 2009, 35（4）：621-624.

54. KYMIONIS GD, PORTALIOU DM, DIAKONIS VF, et al. Corneal collagen cross-linking with riboflavin and ultraviolet-A irradiation in patients with thin corneas. Am J Ophthalmol, 2012 153（1）：24-28.

55. SHETTY R, PAHUJA NK, NUIJTS RM, et al. Current protocols of corneal collagen cross-linking：Visual, refractive, and

tomographic outcomes. Am J Ophthalmol, 2015, 160(2): 243-249.

56. SPOERL E, HUHLE M, SEILER T. Induction of cross-links in corneal tissue. Exp Eye Res, 1998, 66(1): 97-103.

57. RAISKUP F, SPOERL E. Corneal crosslinking with riboflavin and ultraviolet A. I. Principles. OculSurf, 2013, 11(2): 65-74.

58. 窦晓晓. 去上皮角膜胶原交联术治疗青少年圆锥角膜的临床效果[D]. 济南：山东大学, 2017.

59. KAMAEV P, FRIEDMAN MD, SHERR E, et al. Photochemical kinetics of corneal cross-linking with riboflavin. Invest Ophthalmol Vis Sci, 2012, 53(4): 2360-2367.

60. PEYMAN A, NOURALISHAHI A, HAFEZI F, et al. Stromal demarcation line in pulsed versus continuous light accelerated corneal cross-linking for keratoconus. J Refract Surg, 2016, 32(3): 206-208.

61. MORAMARCO A, IOVIENO A, SARTORI A, et al. Corneal stromal demarcation line after accelerated crosslinking using continuous and pulsed light. J Cataract Refract Surg, 2015, 41(11): 2546-2551.

62. MAZZOTTA C, TRAVERSI C, PARADISO AL, et al. Pulsed light accelerated crosslinking versus continuous light accelerated crosslinking: One-year results. J Ophthalmol, 2014, 2014: 604731.

63. MAZZOTTA C, TRAVERSI C, CARAGIULI S, et al. Pulsed vs. continuous light accelerated corneal collagen crosslinking: In vivo qualitative investigation by confocal microscopy and corneal OCT. Eye(Lond), 2014, 28(10): 1179-1183.

64. ZIAEI MOHAMMED, GOKUL AKILESH, VELLARA HANS, et al. Prospective two-year study of clinical outcomes following epithelium-off pulsed versus continuous accelerated corneal crosslinking for keratoconus. Clin Exp Ophthalmol, 2019, 47(8): 980-986.

65. KYMIONIS GD. Corneal collagen cross linking-PLUS. Open Ophthalmol J, 2011, 5: 10.

66. KRUEGER RR, KANELLOPOULOS AJ. Stability of simultaneous topography-guided photorefractive keratectomy and riboflavin/UVA cross-linking for progressive keratoconus: Case reports. J Refract Surg, 2010, 26(10): S827-S832.

67. KANELLOPOULOS AJ, ASIMELLIS G. Keratoconus management: Long-term stability of topography-guided normalization combined with high-fluence CXL stabilization(The Athens Protocol). J Refract Surg, 2014, 30(2): 88-92.

68. 王丽纯, 陈跃国, 张钰, 等. 角膜地形图引导 LASEK 联合快速角膜交联治疗早期圆锥角膜的临床研究. 中华眼科杂志, 2019, 55(12): 904-910.

69. KANELLOPOULOS AJ. Comparison of sequential vs same-day simultaneous collagen cross-linking and topography-guided PRK for treatment of keratoconus. J Refract Surg, 2009, 25(9): S812-818.

70. KANELLOPOULOS AJ, BINDER PS. Management of corneal ectasia after LASIK with combined, same-day, topography-guided partial transepithelial PRK and collagen cross-linking: the Athens protocol. J Refract Surg, 2011, 27(5): 323-331.

71. KANELLOPOULOS AJ, ASIMELLIS G. Novel placido-derived topography-guided excimer corneal normalization with cyclorotation adjustment: Enhanced Athens protocol for keratoconus. J Refract Surg, 2015, 31(11): 768-773.

72. KYMIONIS GD, PORTALIOU DM, KOUNIS GA, et al. Simultaneous topography-guided photorefractive keratectomy followed by corneal collagen cross-linking for keratoconus. Am J Ophthalmol, 2011, 152(5): 748-755.

73. CAKIR H, PEKEL G, PERENTE I, et al. Comparison of intrastromal corneal ring segment implantation only and in combination with collagen crosslinking for keratoconus. Eur J Ophthalmol, 2013, 23(5): 629-634.

74. FERENCZY PA, DALCEGIO M, KOEHLER M, et al. Femtosecond-assisted intrastromal corneal ring implantation for keratoconus treatment: a comparison with crosslinking combination. Arq Bras Oftalmol, 2015, 78(2): 76-81.

75. ALIÓ JL, TOFFAHA BT, PIÑERO DP, et al. Crosslinking in progressive keratoconus using an epithelial debridement or intrastromal pocket technique after previous corneal ring segment implantation. J Refract Surg, 2011, 27(10): 737-743.

76. VICENTE LL, BOXER WACHLER BS. Factors that correlate with improvement in vision after combined Intacs and trans-epithelial corneal crosslinking. Br J Ophthalmol, 2010, 94(12): 1597-1601.

77. LIU XL, LI PH, FOURNIE P, et al. Investigation of the efficiency of intrastromal ring segments with cross-linking using different sequence and timing for keratoconus. Int J Ophthalmol, 2015, 8(4): 703-708.

78. KIM CHUNG YOUNG, KIM MEE KUM. Effect of sequential intrastromal corneal ring segment implantation and corneal collagen crosslinking in corneal ectasia[J]. Korean journal of ophthalmology, 2019, 33(6): 528-538.

79. HERSH PETER S, ISSA REDA, GREENSTEIN STEVEN A. Corneal crosslinking and intracorneal ring segments for keratoconus: A randomized study of concurrent versus sequential surgery. Journal of cataract and refractive surgery, 2019, 45(6): 830-839.

80. COSKUNSEVEN E, JANKOV MR 2ND, HAFEZI F, et al. Effect of treatment sequence in combined intrastromal corneal rings and corneal collagen crosslinking for keratoconus. J Cataract Refract Surg, 2009, 35(12): 2084-2091.

81. KYMIONIS GD, GRENTZELOS MA, KARAVITAKI AE, et al. Combined corneal collagen cross-linking and posterior chamber toric implantable collamer lens implantation for keratoconus. Ophthalmic Surg Lasers Imaging, 2011, 42 Online: e22-e25.

82. ANTONIOS R, DIRANI A, FADLALLAH A, et al. Safety and visual outcome of visian toric ICL implantation after corneal collagen cross-linking in keratoconus: up to 2 years of follow-up. J Ophthalmol, 2015, 2015: 514834.

第十一章

角膜基质环植入术

角膜基质环（intrastromal corneal ring，ICR 或 intrastromal corneal ring segments，ICRS）最早用于矫正近视，现在更常被用来治疗角膜扩张相关疾病。ICRS 的植入，使角膜中央部弧长缩短，中央角膜相对扁平化，角膜曲率半径增大，屈光力相应降低，从而达到治疗轴性近视与不规则散光的目的。角膜基质环植入术相比于其他手术，因其微创性、安全性、有效性和可逆性及可调整性，给患者带来了极大的福音，在临床上得到了一些医师的青睐[1-4]。本章将从角膜基质环植入术的发生发展、手术方法、适应证及疗效等方面阐述目前 ICRS 在圆锥角膜治疗上的应用。

第一节　发　展　历　史

1949 年 Barraquer 等学者率先提出使用人工合成的物质植入角膜内来改变眼球屈光状态，他们在 1966 年应用有机玻璃镜片植入的方法在角膜中央光学区进行操作，但该术式可能引起角膜后弹力层破裂、基质层间瘢痕，从而导致角膜中央光学区的混浊和破坏[5]。如何能在植入角膜镜片后，既能保留移植后的屈光效果，又能保持中央部角膜透明，成为科学家一直探索的问题。

角膜基质环的出现完美解决了这一构想。360° ICRS 的概念最早由美国视光医师 Reynolds 于 20 世纪 70 年代提出[6]，1987 年 Fleming 等人率先在兔角膜基质内植入 ICRS[7]，发现角膜屈光力发生了改变。随后 Fleming 于 1989 年构建了数学模型，从理论上证实了 ICRS 的可行性[8]。他认为，ICRS 植入角膜周边区后，能通过力的扩张作用，使角膜中央区变扁平，角膜曲率减小。Fleming[8] 及 Burris[9-10] 大量的实践发现，ICRS 宽度的毫厘之差即可带来截然不同的治疗效果，这为 ICRS 型号的探索奠定了基础。世界首例无视力人眼植入试验于 1991 年在巴西完成[11]，随后多例随访 1 年盲人眼球移植手术表明，ICRS 植入能有效降低角膜曲率，取出 ICRS 后角膜曲率可以复原，且无严重并发症，这为临床研究奠定了早期基础[11-12]。同时期，美国也开始进行临床试验，于 1993 年起 ICRS 开始用于有视力的患者中。随着研究的进展，ICRS 也逐渐由原来的 360° 不分段式圆环，发展为一系列度数不等的分段式圆弧[13-14]。美国食品药品管理局（FDA）于 1999 年正式批准用于 −1.00~−3.00D 近视的治疗，伴或不伴 1.00D 以下的散光；于 2004 年批准用于治疗不耐受角膜接触镜的圆锥角膜（图 11-1-1）。

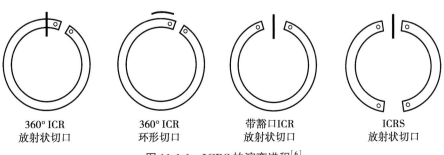

360° ICR　　　　360° ICR　　　　带豁口 ICR　　　　ICRS
放射状切口　　　环形切口　　　　放射状切口　　　放射状切口

图 11-1-1　ICRS 的演变进程[6]

第二节 适 应 证

年满 18 岁有进行性视力下降的轻中度圆锥角膜患者，在框架眼镜和硬性角膜接触镜不能矫正或不耐受时，可以考虑进行 ICRS 植入术。ICRS 手术要求患者中心角膜透明无混浊，基质环植入区角膜厚度 >400μm（根据基质环种类有所不同），且折光轴和散光轴在一条直线上（子午线和轴线之间夹角在 0°~15° 之间即认为在一条直线上）。

在第一次 ICRS 植入手术之后，如果植入过浅或过深、基质环移位或矫正结果不理想可进行第二次手术，移除或更换 ICRS。

目前，也有未成年人接受植入术获得良好疗效的病例报道[15-16]。以往认为重度圆锥角膜患者因角膜过薄或术后效果不理想而不适用 ICRS，但是近几年有新研发的专门为重度患者设计的角膜基质环，比如 Intacs SK（severe keratoconus）系列，且 Keraring 和 Ferrara Ring 也有针对重度患者的型号。Elaziz 等人[17]证明在 Amsler-Krumerich 分期Ⅲ期患者中用 355° 的 Keraring Ring 取得了明显改善，CDVA（corrected distance visual acuity）从术前的 0.22 ± 0.17 提升至 0.49 ± 0.22（P<0.01）；Torquetti 团队[18]和 Rocha[19]等人发现 320° 的 Ferrara Ring 对中到重度的圆锥角膜患者，尤其在对称型圆锥角膜和高度散光的患者中改善效果更为显著。因此，ICRS 的应用范围随着基质环的改良和研发还在不断扩大。

第三节 治疗原理及选择

ICRS 植入术的治疗原理是植入周边角膜基质层内的 ICRS 抬高其上方的胶原纤维板，使角膜中央弧长缩短，从而使中央角膜相对扁平化，角膜曲率半径增大，屈光力相应降低。

因此，ICRS 越厚、离视轴越近（内外径越小），角膜扁平化的效果就越明显，角膜中央区平均屈光力的降低程度也越大[20-21]。此外，弧长越短，柱镜度数降低越多，而角膜非球面性和角膜曲率降低越少；弧长越长，柱镜度数降低越少，角膜非球面性和角膜曲率降低越多[22]。Burris 等[10]最早于 1993 年在尸体眼上进行了验证，他将 0.26~0.46mm 的 5 种不同厚度的 ICRS 分别植入角膜基质内，通过改变环的厚度，用激光全息照相干涉仪测量术后角膜曲率半径的变化，发现 ICRS 的厚度每增加 0.02mm，中央角膜变平约 1D。因此在一定范围内，基质环厚度与矫正程度呈正相关。

除了厚度、半径及弧长，横截面的形状也会影响矫正力度。一般来说，椭圆截面的基质环改善散光较好，避免了锐利的棱角造成的术后眩光。但是另一方面，其在生物力学上的效应逊于有棱角的基质环。为避免棱柱的剪切力对本就较薄的角膜造成进一步损伤，综合疗效分析，椭圆形截面的基质环仅用于治疗中重度圆锥角膜。而且，并不是所有的患者均需对称植入两个节段的基质环，植入的方位和数量由角膜扩张的分布来决定[23-25]。

现今常用的共有五种角膜基质环[6,26]，包括 Intacs 和 Intacs SK、Ferrara Ring、Keraring 和 MyoRing。其使用的材料均是聚甲基丙烯酸甲酯（PMMA），而其弧长、横截面性质、厚度、内外径均有所不同。Intacs 的横截面为六边形，弧度主要有 150° 和 210°，厚度为 210~450μm 不等，视觉区直径 7.0mm，适用于轻中度圆锥角膜患者。Intacs SK 是专门为重度圆锥角膜患者所设计，横截面为椭圆形，相对于 Intacs，视觉区直径更小，因此矫正能力更强。Keraring 和 Ferrara Ring 的截面均为三角形，厚度自 150~350μm 不等，相比于 Intacs 其内外径均较短，因此在相同厚度情况下，矫正视力能力更强。MyoRing 为 360° 圆环，横截面亦为三角形，此款基质环较少用。

结合 ICRS 的特性，可根据患者不同的角膜情况及预期矫正程度来选择相应型号与规格的 ICRS（表 11-3-1）。

表 11-3-1　圆锥角膜的扩张地形分布图

角膜地形图形态	扩张地形分布比例	说明
	0%/100%	扩张区域全部位于角膜一侧
	25%/75%	75%扩张区域位于角膜一侧
	33%/66%	66%扩张区域位于角膜一侧
	50%/50%	扩张区域在角膜两侧对称分布

以直径 5.00mm 的 Ferrara Ring 为例,在为患者选择 ICRS 时,首先完成屈光状态、裂隙灯显微镜、角膜地形图等检查,然后根据患者预期矫正度数选择相应厚度的 ICRS,厚度为 0.150mm、0.200mm、0.250mm、0.300mm 及 0.350mm 的 Ferrara Ring 可矫正的屈光度分别为 $-2.00\sim-4.00D$、$-4.25\sim-6.00D$、$-6.25\sim-8.00D$、$-8.25\sim-10.00D$、$-10.25\sim-12.00D$[27]。最后根据扩张地形分布比例:50%/50% 对称性选择两个相同厚度的节段;33%/66% 选择两个厚度相差 0.05mm 的节段,在角膜前凸程度重处放置较厚的节段;25%/75% 和 0%/100% 可选择厚度相差 0.10mm 的两个节段或者只植入一个节段。总之,需要综合各方面因素为患者选择最合适的基质环以达最佳手术疗效。

第四节　手术步骤与植入深度

根据患者需要,选择全麻或表面麻醉方式。做好常规术前准备后,用超声角膜厚度仪测量 12:00 位角膜缘处的角膜厚度,在此用钻石刀切入做一长度为 1.5~2.0mm 的放射状切口,深度约达角膜厚度 66%~75% 的位置(通常将 Intacs 置于 70% 厚度处、Ferrara Ring 为 80% 厚度)。将负压中心定位器按预先确定的角膜几何中心为参照点,置于角膜缘处固定眼球。旋转隧道分离器,按预定方向钝性分离角膜周边部基质,形成角膜基质内隧道。将 ICRS 自角膜周边放射状切口旋转植入隧道内,并调整方向。用 10-0 尼龙线缝合角膜切口 1 针,常规结膜下注射糖皮质激素和抗生素,包扎术眼。手术过程大约为 10~30 分钟。术后第一天换药,常规糖皮质激素及抗生素滴眼液点眼,每日 4 次,共 1 周。1 周后改用作用较弱的糖皮质激素滴眼液点眼,共 3 周。6 周时可拆除角膜切口缝线。

传统的机械方法可能引起伤口缺损、上皮细胞损伤、放置过浅、基质变薄、基质水肿等并发症[28],当前采用飞秒激光技术辅助切开并制作角膜基质隧道可以减少术中并发症,而屈光效果基本与机械开通隧道相同[28-33]。尽管在角膜厚度测量仪的指导下,ICRS 植入深度基本可维持在较稳定的水平,但并不能完全达到预期效果[34-35]。Barbara 等[35]发现,机械开通隧道实际植入深度平均比预期的浅

153μm（实际 58%，预期 80%），Elaziz[17] 使用飞秒激光的结果为，实际植入的深度大约为角膜基质的 61.7% ± 5.9%，也远比预期的 80% 深度要浅。若放置过浅，可能导致 ICRS 环暴露、前弹力层穿孔、前基质压迫及营养物质向角膜上皮扩散受阻，还造成实际矫正效果与预期的偏差。这在一定程度上解释了 ICRS 植入手术可预测性和稳定性相对较差的原因。而若放置过深，则可能引起后弹力层穿孔、内皮细胞损伤及其导致的急性圆锥角膜[36]。因此需要研发术中监测植入深度的有效工具，以保障手术效果并避免术中并发症的发生。

第五节　术后并发症

由于 ICRS 的植入并没有侵及中心视野区，且手术可逆，术后并发症并不多见，或者大部分并不严重，主要包括 ICRS 移位或脱出、角膜基质融解、角膜新生血管形成、角膜炎；较严重的有角膜穿孔、急性圆锥角膜等，需要紧急取出 ICRS。除此之外，部分患者可能会出现局部疼痛、异物感。

一、角膜基质环移位

ICRS 植入术后出现移位的概率约为 1.3%[28]，是一种相对常见的并发症，会导致不可预测的屈光改变。采用切口处双线缝合的方法加固 ICRS，可有效降低 ICRS 移位的发生率[37]。

二、细菌性角膜炎

术后细菌性角膜炎在无菌操作及合理使用抗生素的情况下一般可以避免。其中葡萄球菌感染最为常见，占比达 25%，其次是肺炎链球菌、假单胞菌等。抗生素治疗可完全缓解，必要时需将 ICRS 取出，但可遗留局部角膜混浊[38]。这种感染可能与硬性角膜接触镜配戴史、眼部创伤史及全身疾病如糖尿病等有关。也可能与手术本身如缝线过松、机械法开通隧道等有关[37-41]，但是也不乏飞秒激光辅助开通隧道发生术后角膜炎的案例[42]。

三、角膜基质融解

尽管角膜基质融解并不常见，但严重时可导致角膜穿孔，需引起足够重视。其发生可能与植入的 ICRS 阻止了前房向局部角膜基质供应营养有关。出现基质融解后应尽早取出 ICRS 以避免角膜进一步损伤。最近，Jarade 团队研发了一种以供者角膜为材料的生物基质环来替换传统 PMMA 基质环，为减少基质融解提供了一种新的思路[43]。

四、角膜新生血管形成

角膜新生血管可发生于表层或深层角膜[44-45]，以伤口处表层血管增生最为常见。伤口处轻度的、表浅的血管形成，一般不需要取出 ICRS 或做进一步处理[45]。深层新生血管形成对视力影响较大，甚至可回退至术前水平。Abdullah[46] 首次报道了 1 例植入术后深层角膜血管形成的病例，新生血管并没有发生在伤口处，而是沿着 ICRS 在周边深层角膜形成了新生血管，将 ICRS 取出后局部使用泼尼松和环孢素治疗，血管逐渐消退。Cosar[47] 在 2009 年也报道了此类深层血管形成的情况，表明伤口处之外的浅表血管形成可能会在术后数年发展至深层，需要密切随访。

五、急性圆锥角膜

急性圆锥角膜一般发生在重度圆锥角膜的终末期，发生概率与角膜前凸程度有关。通常情况下，自发性急性圆锥角膜较罕见，但合并后弹力层和内皮细胞层破损时发生率会明显增高[48]。ICRS 植入可降低急性圆锥角膜的发病率，但 ICRS 植入本身可导致急性圆锥角膜的发生。通常是由于手术中开通隧道时引起后弹力层或内皮层损伤或穿孔,导致大量房水从破口处进入角膜,引起急剧的角膜水肿。同时,还可能与 ICRS 加重了角膜局部炎症有关[49]。尽管因 ICRS 植入所致的急性圆锥角膜发生的概率非常低,但却是最严重的手术并发症之一。在发生急性圆锥角膜或发现有此倾向时,需及时将 ICRS 取出。

六、其他

术后发生的眩光和光晕可能与瞳孔大小有关,可随着时间推移逐渐消失[27]。角膜色素沉着和瘢痕形成也有发生,但对矫正视力无明显影响[44]。

第六节　疗效分析

纵观现有的报道,ICRS 植入术后大多能在视力、屈光及角膜曲率方面取得较为满意的效果。术后原凸起的角膜中央明显变扁平,患者的各项指标如裸眼视力、最佳矫正视力、球镜、柱镜、角膜 K 值、Q 值等均在不同程度上得到改善,且手术效果与术前因素有密切关系,但也不乏术后视力无改善甚至回退的情况[50-57]。

一般情况下,从 ICRS 植入到起效约需 3 个月[51]。术后 1 年裸眼视力可平均提高(0.23 ± 0.28)logMAR,平均改善率变异不大;术后最佳矫正视力的变异较大[58],视力下降 2 行到提升 8 行不等,平均提升(0.06 ± 0.21)logMAR,其中约 70%~80% 的患者可获得良好的效果。研究表明,最佳矫正视力的改善程度与术前圆锥角膜分期、圆锥位置、ICRS 种类等均有密切关系。Vega-Estrada 等[34]的大规模多中心回顾性研究收集了 361 位患者共 611 只眼,根据术前最佳矫正视力分为 5 组,每组患者的最佳矫正视力均有明显改善。术前最佳矫正视力为 0.4 或以下组中,有 82.8% 的患者术后最佳矫正视力至少提升了 1 行。但按照矫正视力下降程度从最低 I 级到最高 V 级,分别有 37.8%、20.6%、9.45%、4.65% 及 2.7%的患者术后最佳矫正视力比术前下降了 2 行甚至更多。这表明,术前矫正视力较差的患者在 ICRS 植入术中获益较大,术前最佳矫正视力越差,术后增长的幅度越大,而术前矫正视力基本无下降的患者术后有 37.8% 出现视力下降。研究发现,术后裸眼视力和最佳矫正视力与术前模拟 SimK 呈负相关,与术前角膜前表面 Q 值呈正相关。同样表明术前视力越差术后矫正效果越显著。术后 1 年,球镜可平均减少(2.81 ± 1.54)D,柱镜减少(1.49 ± 0.83)D,平均角膜 K 值减少(3.41 ± 2.13)D[55],角膜表面非对称性指数有下降的趋势甚至可达到满意的水平[59]。这表明,ICRS 的植入确实可以起到改变角膜形态的作用。随着中央角膜的扁平化,角膜表面曲率不等的情况得到改善,散光程度相应降低。在 ICRS 周边,可观察到纤维化的细胞外基质和蛋白酶聚集,表明存在持续的基质融解和重塑,从而使 ICRS 和角膜更加贴合。

许多长期术后随访研究显示了较好的稳定性和安全性。Torquetti 和 Ferrara 等[59]对 30 位患者的36 只眼进行了长达 10 年的随访,结果表明,在 5 年时,56.6% 眼的最佳矫正视力提升了 2 行及以上,在10 年时有 66.7% 的患者提升了 2 行及以上,但视力回退的现象也同样存在。根据 Amsler-Krumeich 分期,在Ⅲ期和Ⅳ期患者中,有 20.7% 的患者术后裸眼视力和最佳矫正视力均出现了下降,下降的原因主要与 ICRS 移位、移除或更换有关。另一项研究中,Min-Ji Kang 等[60]对 23 位患者的 30 只眼进行了 5 年的随访,分别在术后 2 个月、1 年、3 年及 5 年时测量了患者的 UDVA、CDVA、Sim K、球镜和等效球镜等参数。结果表明,UDVA 在术后 1 年改善效果最佳并可持续至 3 年,但在第 5 年会产生回退至与术前水平基本相当;球镜与等效球镜在术后 2 个月可起效,并同样维持 3 年。CDVA 的改善效果在术后 5 年一直得以保持;Sim K 亦在 2 个月后改善,并可维持 5 年。这表明,尽管 ICRS 可在一定时间内起到改善视力的效果,但并不能完全阻止圆锥角膜的进展。由于圆锥角膜患者大多在青春期起病,对手术效果的持久性和低损伤性要求较高,术后回退现象的存在,使得对于 ICRS 的设计和患者选择上都提出了更高的要求。

在某些进展期圆锥角膜患者中,合并使用角膜胶原交联术可有效增加角膜硬度和生物力学稳定性[61-63]，在一定程度上延缓疾病进展，推迟角膜移植术的时间。至于两种手术进行的先后顺序及相隔时长，目前临床上尚未达成共识。

尽管 ICRS 植入的手术适应证在逐渐扩大，但 ICRS 植入对 I、II 期圆锥角膜患者在术后视觉改善及长期稳定性上的效果较好，疗效可以持续 5 年甚至以上，其中术前视力较差者在 ICRS 植入术后视力提升幅度较大，视力矫正效果较好。而 III、IV 期患者在手术的长期安全性和稳定性上还有待考究。

第七节 展　望

自角膜基质环（ICRS）问世以来，其有效性、安全性和可逆性等多方面的优点得到了大家一致认可。近年来，随着数据和参数的完善，术者更能根据患者的实际情况为其选择最佳的角膜基质环；同时，其长期疗效也得到了肯定，ICRS 植入的推行和实际应用对提升患者的生活质量和缓解角膜供体压力起到了一定作用。ICRS 植入不仅可以改善视力，且能在一定程度上延缓圆锥角膜进展，避免了或至少推迟了进行前部深板层角膜移植或穿透性角膜移植术的手术时间。手术效果取决于多种因素，包括正确地植入、合适的直径和恰当的深度，患者的选择也有很大影响。因此疗效的可预测性仍欠稳定。此外，ICRS 植入并非在最大程度上降低角膜曲率，术后多数患者仍会残余近视或散光，还需使用角膜接触镜或框架眼镜等进行矫正。对此，未来可以进一步研究 ICRS 植入后，其与角膜之间的生物力学关系、组织学融合与重塑过程、ICRS 植入联合角膜胶原交联术等，探索 3D 打印辅助的个体化 ICRS，以在最大程度上减少术后散光与近视残留，延缓疾病进展，提高治疗效果。对不能按预期植入深度放置 ICRS 和术后并发症等情况，还有赖于临床对照研究和术后管理的精细化调整，从而给出合理的改善建议。

（谢江淼　洪　晶）

参 考 文 献

1. TORQUETTI L, FERRARA G, ALMEIDA F, et al. Clinical outcomes after intrastromal corneal ring segments reoperation in keratoconus patients. Int J Ophthalmol, 2013, 6(6): 796-800.

2. PARK SE, TSENG M, LEE JK. Effectiveness of intracorneal ring segments for keratoconus. Curr Opin Ophthalmol, 2019, 30（ 4 ）: 220-228.

3. MOHAMMADPOUR M, HEIDARI Z, HASHEMI H. Updates on managements for keratoconus. J Curr Ophthalmol, 2018, 30（ 2 ）: 110-124.

4. MEDICAL ADVISORY SECRETARIAT. Intrastromal corneal ring implants for corneal thinning disorders: An evidence-based analysis. Ont Health Technol Assess Ser, 2009, 9(1): 1-90.

5. BARRAQUER JI. Modification of refraction by means of intracorneal inclusions. Int Ophthalmol Clin, 1966, 6(1): 53-78.

6. LINEBARGER EJ, SONG D, RUCKHOFER J, et al. Intacs: the intrastromal corneal ring. Int Ophthalmol Clin, 2000, 40(3): 199-208.

7. FlEMING JF, REYNOLDS AE, KILMER L, et al. The intrastromal corneal ring: two cases in rabbits. J Refract Surg, 1987, 3: 227-232.

8. FLEMING JF, WAN WL, SCHANZLIN DJ. The theory of corneal curvature change with the Intrastromal Corneal Ring. Clao j, 1989, 15(2): 146-150.

9. BURRIS TE, AYER CT, EVERSON DA, et al. Effects of intrastromal corneal ring sizeand thickness on corneal flattening in human eyes. Refract Corneal Surg, 1991, 7(1): 46-50.

10. BURRIS TE, BAKER PC, AYER CT, et al. Flattening of central corneal curvature with intrastromal corneal rings of increasing thickness: an eye-bank eye study. Cataract Refract Surg, 1993, 9(suppl): 182-187.

11. NOSE W, NEVES RA, SCHANZLIN DJ, et al. Intrastromal corneal ring--one-year results of first implants in humans: a preliminary nonfunctional eye study. Refract Corneal Surg, 1993, 9(6): 452-458.

12. ASSIL KK, BARRETT AM, FOURAKER BD, et al. One-year results of the intrastromal corneal ring in nonfunctional human eyes. Intrastromal Corneal Ring Study Group. Arch Ophthalmol, 1995, 113(2): 159-167.

13. DURRIE DS, ASBELL PA, SCHANZLIN DJ. The ICR(Intrastromal Corneal Ring). One-year results of a Phase Ⅱ study in myopic eyes. Ophthalmology, 1995, 102(9A): 101.

14. KRUEGER RR, BURRIS TE. Intrastromal corneal ring technology. Int Ophthal Clin, 1996, 36(4): 89-106.

15. MAS TUR V, MACGREGOR C, JAYASWAL R, et al. A review of keratoconus: diagnosis, pathophysiology, and genetics. Surv Ophthalmol, 2017, 62(6): 770-783.

16. BELIN MW, DUNCAN JK. Keratoconus: The ABCD grading system. Klin Monbl Augenheilkd, 2016, 233(6): 701-707.

17. ABD ELAZIZ MS, EL SAEBAY SARHAN AR, IBRAHIM AM, et al. Anterior segment changes after femtosecond laser-assisted implantation of a 355-degree intrastromal corneal ring segment in advanced keratoconus. Cornea, 2018, 37(11): 1438-1443.

18. TORQUETTI L, CUNHA P, LUZ A, et al. Clinical outcomes after implantation of 320 degrees -arc length intrastromal corneal ring segments in keratoconus. Cornea, 2018, 37(10): 1299-1305.

19. ROCHA G, FERRARA DE ALMEIDA CUNHA P, TORQUETTI COSTA L, et al. Outcomes of a 320-degree intrastromal corneal ring segment implantation for keratoconus: results of a 6-month follow-up. Eur J Ophthalmol, 2020, 30(1): 139-146.

20. DUNCAN JK, BELIN MW, BORGSTROM M. Assessing progression of keratoconus: novel tomographic determinants. Eye and Vision, 2016, 3(1): 6.

21. ABREU AC, MALHEIRO L, COELHO J, et al. Implantation of intracorneal ring segments in pediatric patients: long-term follow-up. Int Med Case Rep J, 2018, 11: 23-27.

22. ALFONSO JF, FERNANDEZ-VEGA-CUETO L, LISA C, et al. Long-term follow-up of intrastromal corneal ring segment implantation in pediatric keratoconus. Cornea, 2019, 38(7): 840-846.

23. RUCKHOFER J, STOIBER J, ALZNER E, et al. One year results of European Multicenter Study of intrastromal corneal ring segments. Part 2: complications, visual symptoms, and patient satisfaction. J Cataract Refract Surg, 2001, 27(2): 287-296.

24. ROCHA G, FERRARA DE ALMEIDA CUNHA P, TORQUETTI COSTA L, et al. Outcomes of a 320-degree intrastromal corneal ring segment implantation for keratoconus: results of a 6-month follow-up. Eur J Ophthalmol, 2020, 30(1): 139-146.

25. OLIVIER P, ELODIE P, TONY G, et al. Clinical outcomes of an asymmetric model of intrastromal corneal ring segments for the correction of keratoconus. Cornea, 2020, 39(2): 155-160.

26. TORQUETTI L, ARCE C, MERAYO-LLOVES J, et al. Evaluation of anterior and posterior surfaces of the cornea using a dual Scheimpflug analyzer in keratoconus patients implanted with intrastromal corneal ring segments. Int J Ophthalmol, 2016, 9(9): 1283-1288.

27. TORQUETTI L, BERBEL RF, FERRARA P. Long-term follow-up of intrastromal corneal ring segments in keratoconus. J Cataract Refract Surg, 2009, 35(10): 1768-1773.

28. COSKUNSEVEN E, KYMIONIS GD, TSIKLIS NS, et al. Complications of intrastromal corneal ring segment implantation using a femtosecond laser for channel creation: a survey of 850 eyes with keratoconus. Acta Ophthalmol, 2011, 89(1): 54-57.

29. SHABAYEK MH, ALIO JL. Intrastromal corneal ring segment implantation by femtosecond laser for keratoconus correction. Ophthalmology, 2007, 114(9): 1643-1652.

30. MONTEIRO T, ALFONSO JF, FRANQUEIRA N, et al. Comparison of clinical outcomes between manual and femtosecond laser techniques for intrastromal corneal ring segment implantation. Eur J Ophthalmol, 2020, 30(6): 1246-1255.

31. FERENCZY PA, DALCEGIO M, KOEHLER M, et al. Femtosecond-assisted intrastromal corneal ring implantation for keratoconus treatment: a comparison with crosslinking combination. Arq Bras Oftalmol, 2015, 78(2): 76-81.

32. COSKUNSEVEN E, KYMIONIS GD, TSIKLIS NS, et al. One-year results of intrastromal corneal ring segment implantation (KeraRing)using femtosecond laser in patients with keratoconus. Am J Ophthalmol, 2008, 145(5): 775-779.

33. LISA C, GARCIA-FERNANDEZ M, MADRID-COSTA D, et al. Femtosecond laser-assisted intrastromal corneal ring segment implantation for high astigmatism correction after penetrating keratoplasty. J Cataract Refract Surg, 2013, 39(11): 1660-1667.

34. VEGA-ESTRADA A, ALIO JL, BRENNER LF, et al. Outcome analysis of intracorneal ring segments for the treatment of keratoconus based on visual, refractive, and aberrometric impairment. Am J Ophthalmol, 2013, 155(3): 575-584.

35. BARBARA R, BARBARA A, NAFTALI M. Depth evaluation of intended vs actual intacs intrastromal ring segments using

optical coherence tomography. Eye(Lond), 2016, 30(1): 102-110.

36. MOHAMMAD-REZA S, HAMED M-M, P PD, et al. Predictors of successful outcome following intrastromal corneal ring segments implantation. Current eye research, 2019, 44(7): 707-715.

37. JARADE E, DIRANI A, FADLALLAH A, et al. New technique of intracorneal ring segments suturing after migration. J Refract Surg, 2013, 29(12): 855-857.

38. SHEHADEH-MASHA'OUR R, MODI N, BARBARA A, et al. Keratitis after implantation of intrastromal corneal ring segments. J Cataract Refract Surg, 2004, 30(8): 1802-1804.

39. CHAUDHRY IA, AL-GHAMDI AA, KIRAT O, et al. Bilateral infectious keratitis after implantation of intrastromal corneal ring segments. Cornea, 2010, 29(3): 339-341.

40. IBANEZ-ALPERTE J, PEREZ-GARCIA D, CRISTOBAL JA, et al. Keratitis after implantation of intrastromal corneal rings with spontaneous extrusion of the segment. Case Rep Ophthalmol, 2010, 1(2): 42-46.

41. MITCHELL BM, KANELLOPOULOS AJ, FONT RL. Post intrastromal corneal ring segments insertion complicated by Candida parapsilosis keratitis. Clin Ophthalmol, 2013, 7: 443-448.

42. LEVY J, LIFSHITZ T. Keratitis after implantation of intrastromal corneal ring segments(intacs)aided by femtosecond laser for keratoconus correction: case report and description of the literature. Eur J Ophthalmol, 2010, 20(4): 780-784.

43. ELIAS J, MOHAMAD I, WASSEF C, et al. Biologic stromal ring to manage stromal melting after intrastromal corneal ring segment implantation. J Cataract Refract Surg, 2019, 45(9): 1222-1225.

44. ABDELLAH MM, AMMAR HG. Femtosecond laser implantation of a 355-degree intrastromal corneal ring segment in keratoconus: a three-year follow-up. J Ophthalmol, 2019, 2019: 6783181.

45. SIGANOS CS, KYMIONIS GD, KARTAKIS N, et al. Management of keratoconus with intacs. Am J Ophthalmol, 2003, 135(1): 64-70.

46. AL-TORBAK A, AL-AMRI A, WAGONER MD. Deep corneal neovascularization after implantation with intrastromal corneal ring segments. Am J Ophthalmol, 2005, 140(5): 926-927.

47. COSAR CB, SRIDHAR MS, SENER B. Late onset of deep corneal vascularization: a rare complication of intrastromal corneal ring segments for keratoconus. Eur J Ophthalmol, 2009, 19(2): 298-300.

48. GUELL JL, VERDAGUER P, ELIES D, et al. Acute corneal hydrops after intrastromal corneal ring segment implantation for keratoconus. J Cataract Refract Surg, 2012, 38(12): 2192-2195.

49. MOSHIRFAR M, BEAN AE, DESAUTELS JD, et al. Corneal hydrops secondary to intrastromal corneal ring intrusion into the anterior chamber 7 years after implantation: a case report. Ophthalmol Ther, 2017, 6(2): 373-379.

50. FERRARA P, TORQUETTI L. Clinical outcomes after implantation of a new intrastromal corneal ring with a 210-degree arc length. J Cataract Refract Surg, 2009, 35(9): 1604-1608.

51. A UTINE C, AYHAN Z, ENGIN CD. Effect of intracorneal ring segment implantation on corneal asphericity. International Journal of Ophthalmology, 2018, 11(08): 1303-1307.

52. TOGNON T, CAMPOS M, WENGRZYNOVSKI JP, et al. Indications and visual outcomes of intrastromal corneal ring segment implantation in a large patient series. Clinics(Sao Paulo), 2017, 72(6): 370-377.

53. GORGUN E, KUCUMEN RB, YENEREL NM. Influence of intrastromal corneal ring segment implantation on corneal biomechanical parameters in keratoconic eyes. Japanese Journal of Ophthalmology, 2011, 55(5): 467-471.

54. SHETTY R, KURIAN M, ANAND D, et al. Intacs in advanced keratoconus. Cornea, 2008, 27(9): 1022-1029.

55. DIMITRIS S, MILTOS B, OLGA G, et al. Intracorneal ring segment implantation in the management of keratoconus: an evidence-based approach. Ophthalmology and therapy, 2019, 8(Suppl 1): 5-14.

56. ALIO JL, SHABAYEK MH, ARTOLA A. Intracorneal ring segments for keratoconus correction: long-term follow-up. J Cataract Refract Surg, 2006, 32(6): 978-985.

57. SCHANZLIN DJ, ASBELL PA, BURRIS TE, et al. The intrastromal corneal ring segments. Phase II results for the correction of myopia. Ophthalmology, 1997, 104(7): 1067-1078.

58. FERRARA G, TORQUETTI L, FERRARA P, et al. Intrastromal corneal ring segments: visual outcomes from a large case series. Clin Exp Ophthalmol, 2012, 40(5): 433-439.

59. TORQUETTI L, FERRARA G, ALMEIDA F, et al. Intrastromal corneal ring segments implantation in patients with

keratoconus: 10-year follow-up. J Refract Surg, 2014, 30(1): 22-26.

60. MIN-JI K, YONG-SOO B, YOUNG-SIK Y, et al. Long-term outcome of intrastromal corneal ring segments in keratoconus: Five-year follow up. Scientific reports, 2019, 9(1): 315.

61. KYMIONIS GD, TSIKLIS NS, PALLIKARIS AI, et al. Long-term follow-up of Intacs for post-LASIK corneal ectasia. Ophthalmology, 2006, 113(11): 1909-1917.

62. HENRIQUEZ MA, IZQUIERDO L JR, BERNILLA C, et al. Corneal collagen cross-linking before Ferrara intrastromal corneal ring implantation for the treatment of progressive keratoconus. Cornea, 2012, 31(7): 740-745.

63. JACOB S, PATEL SR, AGARWAL A, et al. Corneal allogenic intrastromal ring segments(cairs)combined with corneal cross-linking for keratoconus. J Refract Surg, 2018, 34(5): 296-303.

第十二章

角膜移植术

第一节 概 述

当圆锥角膜患者无法耐受角膜接触镜或角膜接触镜不再提供令人满意的视力、视力不能矫正或圆锥角膜进展快速时，应行更具侵入性的手术治疗，即角膜移植术（keratoplasty）。穿透性角膜移植术（penetrating keratoplasty，PKP）和深板层角膜移植术（deep lamellar keratoplasty，DLKP）均是有效的手术治疗方法，穿透性角膜移植术是较为传统的手术选择，操作技术较为简便、效果较好，然而术后视力恢复较慢，术后容易造成残余散光和屈光不正；而深板层角膜移植术在轻中度圆锥角膜患者中更为常用。曾有报道角膜移植术后圆锥角膜复发，可能与圆锥的不完全切除有关。

根据 2019 年中国圆锥角膜诊断和治疗专家共识[1]，圆锥角膜患者进行角膜移植术的适应证包括完成期和瘢痕期，具体如下。

1. 框架眼镜矫正视力 <0.3。

2. RGPCL 不耐受或 RGPCL 矫正视力 <0.5。

3. 前表面角膜曲率 >55.0D。

4. 角膜中央最薄处厚度 <400μm。

5. 其他手术策略失效或禁用。

6. 有急性圆锥角膜发生的潜在风险。

第二节 穿透性角膜移植术

穿透性角膜移植术（penetrating keratoplasty，PKP）是用供体全层角膜组织代替患眼全层角膜的手术方式，其手术技术简便成熟，曾是治疗圆锥角膜的主流术式，但当前板层角膜移植技术已逐渐成为治疗轻中度圆锥角膜的黄金术式。如今，PKP 主要适应于因角膜水肿而导致后弹力层（Descemet membrane，DM）脱落、角膜内皮撕裂的晚期圆锥角膜病例。

1. 术前眼部检查

（1）视力。

（2）裂隙灯显微镜。

（3）眼部 B 超。

（4）角膜地形图。

（5）角膜内皮细胞计数。

（6）眼前节 OCT 等。

2. 手术方法

（1）所有患者术前均给予 20% 甘露醇静脉点滴降低眼内压，毛果芸香碱缩瞳；手术建议在全麻下进行[2]。

（2）先进行一次性负压环钻确定植床位置。

（3）钻取全层病变角膜组织。

（4）取出保存液保存的角膜供体材料（除外传染性疾病和角膜移植禁忌证），制作相应大小植片。

（5）将植片置于植床后进行间断缝合，注意缝线等间距。

3. 术后评价指标与并发症

（1）视觉康复：术后患者的增视效果较为明显，最佳矫正视力 BCVA、术后裸眼视力 UCVA 都可得到一定的改善。

（2）眼前节 OCT：可联合超声测量角膜中央处厚度、角膜最薄处厚度等，观察角膜植片贴附情况和伤口愈合情况等。

（3）角膜内皮细胞密度：由于手术造成的创伤反应、炎症反应和供体角膜与受体植片间长期存在的排斥反应等，角膜内皮细胞丢失率可高达 50%，术后需仔细观察其是否存在超生理性下降。其次，角膜内皮细胞在术后数年持续丢失造成角膜植片慢性功能失代偿进而导致移植失败，有文献报道穿透性角膜移植术的角膜植片平均存活时长为 17 年。

（4）免疫排斥反应：穿透性角膜移植术穿透前房，不可避免地破坏了眼球的完整性，故术中操作的风险较高，术后发生免疫排斥的风险也较高。有文献报道，穿透性角膜移植术的排斥反应发生率在 7.17%~19.4%[3]，因此移植术后需进行长期随访和用药。一旦发生免疫排斥反应，即刻常规应用抗排斥治疗。

（5）术后屈光不正：包括近视、规则或不规则散光等，可在术后应用散光盘或角膜地形图来指导缝线的松紧调整及拆线来减轻或降低其发生率。发生散光后，先用框架眼镜或 RGPCL 进行矫正，效果不佳或患者不耐受时再考虑行个体化准分子激光角膜屈光手术。

（6）其他并发症：浅前房，高眼压，继发性青光眼，继发性白内障，角膜上皮增生，创口哆开等。

第三节　前部深板层角膜移植术

前部深板层角膜移植术（deep anterior lamellar keratoplasty，DALK），是将受体角膜基质进行剖切，直至暴露后弹力层的手术方式，是近些年应用于治疗圆锥角膜较为流行的术式。手术难点在于判断角膜前板层的环钻剖切深度，需尽可能接近后弹力层而不致穿孔，同时注意交界区的操作，否则会在一定程度上影响视力恢复效果。DALK 的手术适应证包括瘢痕未累及后弹力层，或瘢痕累及后弹力层但不在瞳孔区中央的圆锥角膜患者。手术的基本过程如图 12-3-1 所示。

一、大气泡法

Anwar 于 1998 年提出向基质内注射平衡盐溶液（BSS）可以有效地利用 DM 与后基质间粘连较松散的特性，在 DM 上形成剥离面[4]。据此，Anwar 和 Teichman 在 2002 年使用空气替代 BSS，即大气泡法[5]。

这种方法将 70%~80% 的角膜基质部分环钻后，用 30G 针将空气注入深层基质内，利用气压分离 DM。向基质中注入的空气会产生一个圆顶状空间使 DM 脱离，这在手术显微镜下看是一个圆环，即形成一个大气泡。在用刮刀和剪刀清除 DM 平面上方的基质组织时，首先要确保用黏弹剂交换后弹力层上的空气，避免 DM 意外穿破。当所有基质组织被成功去除后，平滑且完整的 DM 就会显露出来。

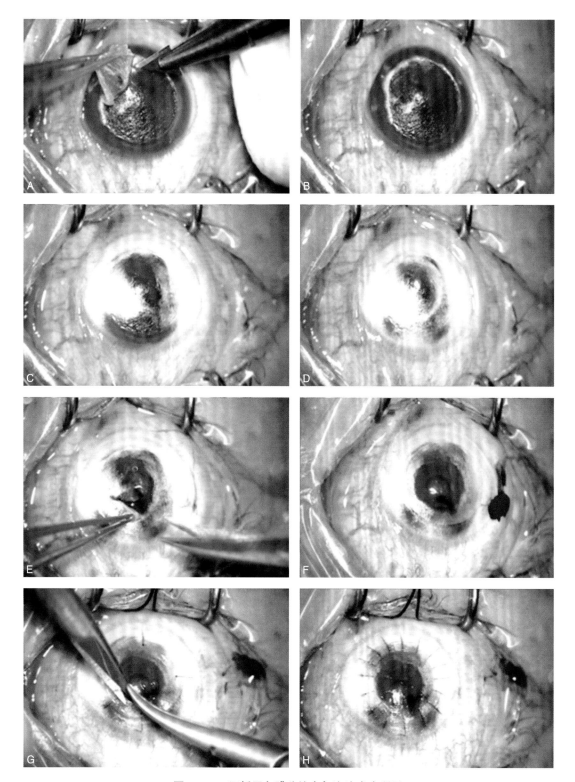

图 12-3-1 深板层角膜移植大气泡法术中所见

A、B：角膜前层局部环钻，剥除上皮及部分基质；C、D：在基质层注入空气后形成白色近圆形的大气泡，可将后弹力层与深基质层分离；E、F：用钝头剪刀剥离剩余深基质层，暴露 Descemet 膜；G、H：将剥除了内皮层和 Descemet 膜的供体角膜缝合在移植床上。

二、双泡技术

"双泡技术"是 Vishal Jhanji 于 2011 年首次提出的"大泡法"的改进技术，有助于识别大气泡，并有可能增加标准"大气泡"在角膜基质病变患者中的成功概率[6]。

该方法可显露后弹力层,若部分水肿后角膜瘢痕粘连紧密,角膜层间注气无法将瘢痕处基质分开,需用尖刀片小心剖切此处,勿引起穿孔;术后前房空气无须置换,可继续保留在前房内,术后嘱患者仰卧,可起一定顶压作用,有助于植片植床的贴合。

三、Melles 手工方法

该技术首先将空气注入前房,使空气-内皮界面更加分明[7]。然后用弯状刮刀将前部基质从下面的 DM 上小心分离出来。当前房充满空气时,空气和角膜组织之间折射率的差异会出现刀片尖端的反射图像,尖端和反射之间的距离可用于确定解剖分离的深度。通过巩膜切口将黏弹剂注射到基质袋中。一旦到达所需的平面,即可剥离去除浅表基质。

此后,许多术者对以上术式进行了大量修正及改进。其中,金刚石刀、尼龙丝、微型角膜刀或飞秒激光都可用于板层剥离;台盼蓝染色、超声角膜厚度测量或实时相干光断层扫描(OCT)[8]可用于辅助寻找剥离面;Partharsathy 等人提出"小气泡"技术可用于确认大气泡的存在[9]。

对于受体角膜外周变薄的患者,可采用改良的手术方法——插入式板层角膜移植术(tuck in lamellar keratoplasty, TILK)[10-11]。去除受体角膜中央前基质盘,并使用刀片进行离心板层剥离,形成角膜缘后 0.5mm 的周边基质囊袋。供体角膜被制作成中间为全角膜厚度,边缘为部分角膜厚度的凸缘移植物。将供体移植物的凸缘插入制备好的受体基质囊袋中。

DALK 术后仅需要使用低强度的糖皮质激素滴眼液,视觉康复效果比 PKP 更好,视力恢复快;近视、散光等屈光不正的发生率较低,眼内感染、出血、损伤晶状体及导致继发性青光眼的风险降低。因为其较低的角膜内皮细胞丢失率从而保持受体角膜内皮和眼表的完整,术后很少发生免疫排斥反应和移植物失代偿。因此它对供体材料的要求较低,甚至可以通过移植无活细胞的供体角膜来避免基质排斥反应,大大增加了供体应用的可能性。

第四节　飞秒激光辅助的角膜移植术

飞秒激光的引入为穿透性和非穿透性角膜移植术带来了无限可能,飞秒激光使角膜切割的深度更加精确和安全,同时,通过组合可复制特殊设计的切口来创造不同的切割模式以达到创伤程度的最小化,还可以更方便地获得个体化的特定形状的植片,基于"钥匙-锁"原理的角膜移植手术有望成为可能,而这对于手工环钻是难以实现的。飞秒激光辅助角膜移植术的潜在优势如下[12]。

1. 更精确、更规则的切割。
2. 眼内结构无损伤风险。
3. 植片与植床完美的大小匹配。
4. 对供体内皮的损伤较小。
5. 定制切割模式。
6. 供体与宿主组织相互作用,促进伤口愈合。
7. 减少手术诱发的散光。
8. 缩短视力恢复时间。
9. 伤口稳定性和愈合效果更好,缩短拆线时间。

一、切口轮廓

与环钻或手术刀片相比,飞秒激光可制作精度更高、形状更复杂的切口。可以预先设置不同的切口组合(后侧切割、前侧切割和板层切割),使植床与植片紧密连接[13-14]。

二、结构设计

1. 切分交点 植片切口的重叠度通常设定在 10~30μm。

2. 板层切割深度 无论是在供体还是受体角膜中，板层切割深度预设为其平均厚度的 50% 左右。

3. 扩大尺寸 飞秒激光不受角膜曲率测量读数的影响，可定制切割出相同直径大小的植片，首先在供体和受体角膜中设定切割直径完全相同的植片与植床，再根据术后球面屈光度数的需要来决定是否需要扩大尺寸。

4. 最深后表面切割点 在设计 PKP 供体植片时，必须将后深度设置在切口区域的最大测厚读数以下，以确保切面干净且完整。此外，如需将患者从激光手术室转移到移植手术室，切割时应避免进行全切，以减少患者移动过程中出现切口渗漏的可能性。所以，后部切割深度通常设置在切口区域中最薄处 70μm 以上，这个范围通常足以防止切口渗漏[15]。

三、手术技术

1. 供体 在飞秒激光手术过程中，通过人工前房（artificial anterior chamber, AAC）将供体组织保持在适当的位置和压力下，使其始终处于类似在体内的状态。

2. 受体 如前所述，受体角膜后壁非切割组织间需留有安全间隙，以防止患者移动过程中房水渗漏[15]。

3. 移植操作 使用 Sinskey 钩来剖切分离供体和受体角膜，受体角膜部分厚度切割可使用金刚石刀片和弯剪完成。

四、飞秒激光辅助的穿透性角膜移植术

使用飞秒激光辅助的穿透性角膜移植术（femtosecond assisted PKP, f-PKP）可以创建不同的切口边缘轮廓，常见的有"高顶礼帽（top-hat）"形、"蘑菇形（Mushroom）"以及"Z 字（zig-zag）"形（图 12-4-1）。由

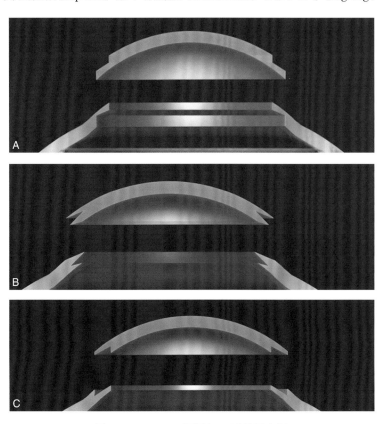

图 12-4-1 f-PKP 不同切口形状示意图
A. 高顶礼帽（top-hat）形；B. 蘑菇形（Mushroom）；C. Z 字形（zig-zag）。

于特殊形态轮廓的切口面积较大，术中密封性更好，也有利于术后伤口更快愈合且更加稳定。此外，还可以根据供体、受体内皮细胞的分布状态选择合适的切口轮廓。

与手工 PKP 相比，f-PKP 术后视力恢复更快，最佳矫正视力更好，近视屈光度和散光度更低[16-17]。然而，这些论文对病例的随访时长有限，多数不到一年。Chamberlain 等人对接受"Z 字（ zig-zag）"形切口边缘的患者进行 2 年随访[18]，结果显示 f-PKP 组的患者术后前 6 个月角膜地形图散光明显较低，6 个月后，f-PKP 组与手工手术组的术后屈光度、角膜地形图散光和视力方面没有显著差异。另有少数报道对不同切口边缘形状的术后结果进行了比较[19]。总体而言，根据供 / 受体角膜形态，各种不同切口边缘轮廓都可用于穿透性角膜移植手术，尽管仍需比较圆锥角膜中不同形状轮廓切口对于术后结果的影响，但选择何种边缘形状对术后长期视觉或屈光结果影响不大（图 12-4-2）。

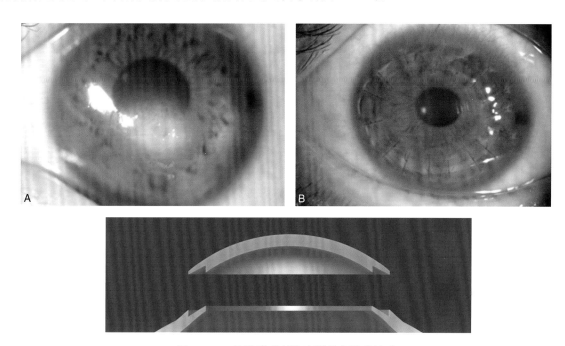

图 12-4-2　飞秒激光辅助穿透性角膜移植术
A. 术前；B. 术后。

五、飞秒激光辅助的前部深板层角膜移植术

飞秒激光在 DALK 中的应用（f-DALK）避免了人工环钻，通过跟踪板层和后部激光侧切之间的平面，可以更精确地识别组织深度和空气针的插入位置。对于晚期圆锥角膜、角膜扩张或致密的深层基质瘢痕患者，其角膜基质厚度的变化可能会限制飞秒激光产生均匀层状平面切割的能力，此时仅使用飞秒激光侧切供体和受体角膜，同时留下少量残留的角膜组织，以减少飞秒激光造成 DM 穿孔的潜在风险。

蘑菇形切口结构（图 12-4-3）是 DALK 的首选外形。对于侧切，首先在供体角膜上切割出完整的蘑菇形状，然后在受体角膜上切出非穿透蘑菇形状。在受体角膜中，前侧切口的深度约为最薄角膜厚度测

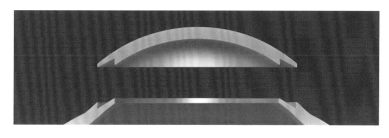

图 12-4-3　f-DALK 蘑菇形（ Mushroom ）切口结构示意图

量值的 60%，后侧切口的深度约为最薄角膜厚度测量值的 80%，同时留下 1mm 的环形片层切口。在供体角膜中，用台盼蓝染料辅助后弹力层（DM）和内皮清除。

第五节　角膜热成形联合前房穿刺放液板层角膜移植治疗急性圆锥角膜

随着手术设备的改进和手术技巧的不断提高，深板层角膜移植术（DLKP）由于其术后免疫排斥反应发生率低，对角膜供体要求不高，术后安全，长期成功率高等优点，在治疗无瘢痕的圆锥角膜中得到了广泛应用。然而对于急性水肿期的圆锥角膜患者，由于存在角膜后弹力层的破口和基质内的裂隙，无法施行 DLKP；而急性角膜水肿消退后进入瘢痕期，原后弹力层破口处的角膜全层混浊，不适合应用 DLKP；所以，如何加速圆锥角膜急性水肿的消退和后弹力层破口的愈合，寻找到既能顺利完成 DLKP，又不致在角膜全层发展为实质性瘢痕的最佳时机，是保证急性圆锥角膜能否行 DLKP 治疗的关键。

角膜热成形术（thermokeratoplasty）通过某种热源在角膜基质层进行适当加热，使得胶原组织受热发生形变和变性，角膜曲率和屈光度随之发生改变。早在 20 世纪 70 年代，Gasset 等将角膜热成形术用于治疗圆锥角膜，用受热的探针作用于角膜中央部使其变平，但纠正屈光不正的效果不佳且容易产生角膜瘢痕等并发症[20-21]。研究表明，角膜基质层的胶原在 55℃时开始收缩，发生结构改变、在 65~70℃处于理想收缩状态、70℃开始融解、75~80℃胶原坏死角膜损伤[22]。近些年研究发现，以射频能量为能源、利用组织的电学特性的传导性角膜热成形术（conductive keratoplasty，CK）[23]，具有一定的优越性。该手术不切削角膜组织，仅在周边角膜进行操作，因此不会明显影响角膜的屈光力。对于圆锥角膜急性水肿期，可应用前房穿刺放液联合角膜热成形术进行处理，可以在 1 周内迅速使得后弹力层破口愈合，角膜基质裂隙和水肿消退，2 周后再选择 DLKP 治疗，可取得良好的手术效果（图 12-5-1、图 12-5-2）。

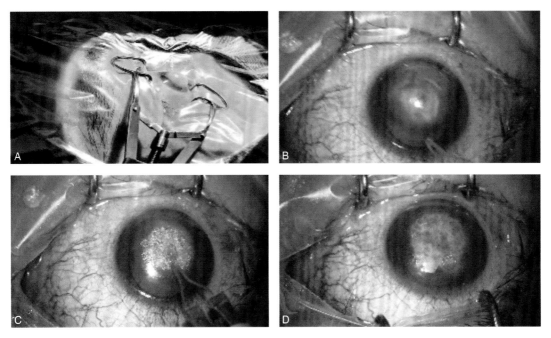

图 12-5-1　角膜热成形术
A. 术前；B. 水肿角膜收缩，圆锥变平；C. 治疗区域略大于水肿范围；D. 术后。

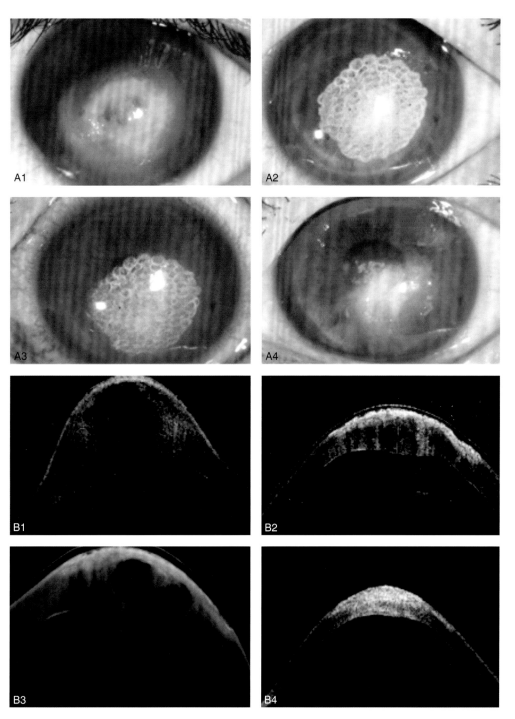

图 12-5-2 角膜热成形术

术前：A1. 角膜水肿前突，B1. 角膜后弹力层破口和基质内裂隙；术后 1 天：A2. 角膜水肿明显减轻，B2. 角膜厚度明显减少；术后 1 周：A3. 角膜水肿进一步吸收，B3. 后弹力层进一步恢复，但可以发现明显的基质内裂隙；术后 2 周：A4. 角膜水肿进一步消退，角膜基质变薄，B4. 后弹力层恢复，基质裂隙消失。

（冯 云）

参 考 文 献

1. 中华医学会眼科学分会角膜病学组 . 中国圆锥角膜诊断和治疗专家共识(2019 年). 中华眼科杂志, 2019, 55(12): 891-895.

2. 马诚, 陈陆霞, 马林, 等 . 角膜移植术治疗圆锥角膜的临床观察 . 实用器官移植电子杂志, 2019, 7(4): 274-276.

3. LIU H, CHEN YH, WANG P, et al. Efficacy and safety of deep anterior lamellar keratoplasty vs. penetrating keratoplasty for keratoconus: a meta-analysis. PLOS ONE, 2015, 10(1): e0113332.

4. AMAYEM A F, ANWAR M. Fluid lamellar keratoplasty in keratoconus. Ophthalmology, 2000, 107(1): 76-79.

5. ANWAR M, TEICHMANN K D. Big-bubble technique to bare Descemet's membrane in anterior lamellar keratoplasty. J Cataract Refract, Surg, 2002, 28(3): 398-403.

6. JHANJI V, BELTZ J, SHARMA N, et al. 'Double bubble' deep anterior lamellar keratoplasty for management of corneal stromal pathologies. Int Ophthalmol, 2011, 31(4): 257-262.

7. MELLES G R, LANDER F, RIETVELD FJ, et al. A new surgical technique for deep stromal, anterior lamellar keratoplasty. Br J Ophthalmol, 1999, 83(3): 327-333.

8. DE BENITO-LLOPIS L, MEHTA J S, ANGUNAWELA R I, et al. Intraoperative anterior segment optical coherence tomography: a novel assessment tool during deep anterior lamellar keratoplasty. Am J Ophthalmol, 2014, 157(2): 334-341.

9. PARTHASARATHY A, POR Y M, TAN D T H. Use of a 'small-bubble technique' to increase the success of Anwar's 'big-bubble technique' for deep lamellar keratoplasty with complete baring of Descemet's membrane. Br J Ophthalmol, 2007, 91(10): 1369-1373.

10. VAJPAYEE R B, BHARTIYA P, SHARMA N. Central lamellar keratoplasty with peripheral intralamellar tuck: a new surgical technique for keratoglobus. Cornea, 2002, 21(7): 657-660.

11. KAUSHAL S, JHANJI V, SHARMA N, et al. "Tuck In" Lamellar Keratoplasty(TILK)for corneal ectasias involving corneal periphery. Br J Ophthalmol, 2008, 92(2): 286-290.

12. MÓDIS L, SZALAI E, FLASKÓ Z, et al. Femtosecond laser-assisted keratoplasty. Orv Hetil, 2018, 159(17): 671-676.

13. SARAYBA M A, MAGUEN E, SALZ J, et al. Femtosecond laser keratome creation of partial thickness donor corneal buttons for lamellar keratoplasty. J Refract Surg Thorofare NJ, 2007, 23(1): 58-65.

14. FARID M, KIM M, STEINERT R F. Results of penetrating keratoplasty performed with a femtosecond laser zigzag incision initial report. Ophthalmology, 2007, 114(12): 2208-2212.

15. McAllum P, Kaiserman I, Bahar I, et al. Femtosecond laser top hat penetrating keratoplasty: wound burst pressures of incomplete cuts. Arch Ophthalmol, 2008, 126(6): 822-825.

16. FARID M, STEINERT R F, GASTER R N, et al. Comparison of penetrating keratoplasty performed with a femtosecond laser zig-zag incision versus conventional blade trephination. Ophthalmology, 2009, 116(9): 1638-1643.

17. GASTER R N, DUMITRASCU O, RABINOWITZ Y S. Penetrating keratoplasty using femtosecond laser-enabled keratoplasty with zig-zag incisions versus a mechanical trephine in patients with keratoconus. Br J Ophthalmol, 2012, 96(9): 1195-1199.

18. CHAMBERLAIN W D, RUSH S W, MATHERS W D, et al. Comparison of femtosecond laser-assisted keratoplasty versus conventional penetrating keratoplasty. Ophthalmology, 2011, 118(3): 486-491.

19. SHEHADEH MASHOR R, BAHAR I, ROOTMAN DB, et al. Zig zag versus top hat configuration in intralase-enabled penetrating keratoplasty. Br J Ophthalmol, 2014, 98(6): 756-759.

20. Gasset, A. R. et al. Thermokeratoplasty. Trans Am Acad Ophthalmol Otolaryngol, 1973, 77(4): OP441-454.

21. KEATES R H, DINGLE J. Thermokeratoplasty for keratoconus. Ophthalmic Surg, 1975, 6(3): 89-92.

22. STRINGER H, PARR J. Shrinkage temperature of eye collagen. Nature, 1964, 204: 1307.

23. ASBELL P A, MALONEY RK, DAVIDORF J, et al. Conductive keratoplasty for the correction of hyperopia. Trans Am Ophthalmol Soc, 2001, 99: 79-84.

第十三章

前弹力层移植术治疗圆锥角膜

第一节 概　　述

圆锥角膜是一种非炎症性的、双侧非对称的角膜扩张性疾病。随着角膜逐渐扩张和变薄，不规则散光逐渐进展，导致患者视力逐渐下降进而丧失，重度或晚期圆锥角膜是角膜移植的主要适应证之一。

传统的手术方式穿透性角膜移植术（penetrating keratoplasty，PKP）或前部深板层角膜移植术（deep anterior lamellar keratoplasty，DALK）的操作难度较大，术中及术后并发症较多，包括缝合、伤口愈合相关并发症以及免疫排斥反应等，此外还有疾病进展以及不规则散光改善效果不佳等问题[1]。因此，临床追求更为简单的替代治疗手段。

前弹力层移植术（Bowman membrane transplantation）是针对重度及进展性圆锥角膜的新型角膜移植方法，适用于角膜接触镜治疗效果不佳，且已不适用于紫外线角膜胶原交联和角膜基质环植入治疗的圆锥角膜患者。手术 5 年总体成功率约为 84%，术后患者视觉质量、角膜形态有明显改善，同时可预防疾病进展，推迟或避免进行穿透性角膜移植术或深板层角膜移植术。该手术具有创伤小、术中及术后并发症少的优势。

第二节　前弹力层的解剖和病理

角膜的前弹力层（Bowman membrane，BM）是一层非细胞结构，由上皮细胞和基质细胞分泌形成，光镜下表现为上皮细胞和前基质之间的分界线。其平均厚度约 $12\mu m$，由不规则排列的 I 型、III 型、V 型和 VII 型胶原蛋白及蛋白聚糖构成[2-4]。I 型胶原主要起到支持角膜、建立角膜支架的作用；III 型胶原影响 I 型胶原形成的胶原束的形态，并且调节胶原束的组成和排列。有学者认为前弹力层的功能尚不明确，或没有功能，因为准分子激光屈光性角膜切削术（PRK）后的患者，即使失去了前弹力层也没有出现与之相关联的并发症，还有研究曾报道前弹力层先天发育不全的患者没有严重的临床症状[2]。然而，也有部分学者认为前弹力层是角膜中最重要的光学和生物力学结构，他们推测前弹力层可能加固了菲薄而脆弱的角膜结构，是维持角膜形状、保持角膜稳定性的关键结构，而这种结构是可以被修复的[4-5]。此外，前弹力层分隔角膜上皮和前基质，阻断了上皮细胞与前基质之间的免疫反应，抑制了两者之间的不良修复和瘢痕形成，保持了角膜的透明性[4,6]。

圆锥角膜典型的组织病理学改变三联征为：角膜基质变薄、前弹力层断裂和上皮基底膜铁质沉积。在疾病早期，前弹力层断裂为主要的病理学改变；随着病情进展，后弹力层和内皮层也随之产生断裂。前弹力层的组织病理改变包括断裂、被基质胶原填充、高碘酸 Schiff 阳性结节和 Z 字断裂。

第三节 适 应 证

前弹力层移植术适用于 Amsler-Krumeic 诊断标准Ⅲ~Ⅳ期的重度圆锥角膜患者、矫正视力极差或不能耐受角膜接触镜，以及不适合紫外线角膜胶原交联和角膜基质环植入治疗的进展性、重度圆锥角膜患者，也可扩大适用于进展明显的中度圆锥角膜患者[5-11]。

第四节 供体来源与植片制备

一、供体植片的来源

前弹力层移植对供体的要求相比于 PKP 更加宽泛，对于穿透性角膜移植不合格的完整眼球供体，大部分可以用于前弹力层角膜移植。目前临床使用的供体材料可大致分为两类。第一类是在供者死亡后 24 小时内取下完整眼球。第二类是做角膜内皮移植术剩余的前板层角膜植片，包含上皮细胞、前弹力层和部分基质，固定在人工前房上。

完整的供体眼球在取完前弹力层的同时可用于其他角膜移植手术，如可同时进行 DALK 和后弹力层角膜内皮移植术（Descement membrane endothelial keratoplasty，DMEK）。如果一个供体多重应用，在取材的切口、先后顺序和保存方法上要给予充分的考虑。切口应在角巩膜缘处切开，按 DMEK 的标准评价内皮细胞，若供体状态符合 DMEK 材料的要求，则将供体角膜放置在改良后的 31℃ 小型器官培养基内，进行不接触式（no-touch）的 DMEK 植片的要求保存。后弹力层和内皮细胞被剥去后，剩余的前板层角膜植片放入培养液内保存用于前弹力层植片制备。

比较两种类型的供体材料发现，使用完整眼球制备的植片成功率为 69.4%（25/36），使用前板层角膜植片制备的成功率为 72.2%（26/36），整体植片准备的成功率为 70.8%（51/72）。植片的撕裂是前弹力层植片制备失败最主要的原因（19/21），其余失败的原因是植片取材过厚（2/21）。

二、植片的制备

前弹力层移植术植片的制备技术最早出现在 2010 年，至今仍沿用传统的人工剥离方法，有两种术式。

第一种术式是由 Lie 等学者提出[6]，并于 2010 年使用的手术方式。首先去除供体角膜全部上皮细胞，向前弹力层下注射空气（分离角膜基质与前弹力层之间的连接），0.06% 的台盼蓝染色前弹力层，用 30G 的针划开半圈前弹力层外缘，手术钳撕下完整的前弹力层，用直径 9.0mm 环钻钻取制备成前弹力层的植片。得到的植片的厚度范围在（15 ± 10）μm。由于前弹力层本身的弹性，植片会自然卷起，形成上皮在外的卷。将其储存在常规使用的 31℃ 的器官培养基中等待移植。

第二种术式是由 Van Dijk 等学者[8]于 2010—2012 年间使用的手术方式，是在 Lie 等人手术的基础上改进而来的。首先刮除角膜上皮细胞，用 30G 的针划开角膜缘一周，用 McPherson 手术钳和剥离器（DORC International BV）从边缘向中央区分离并完整撕下前弹力层，环钻切割为直径 9.0~11.0mm 的前弹力层植片，放入 70% 的乙醇中 30 分钟完全去除上皮细胞，平衡盐溶液中浸泡，最终用与术式一相同的方法进行保存。

近年来随着技术的发展，飞秒激光的应用范围逐渐扩大，研究人员也开始尝试利用飞秒激光辅助制备植片[5, 12-13]。Parker 等学者[12]于 2017 年首次使用飞秒激光辅助完成了 5 例前弹力层植片的制备。手术步骤如下：去除角膜表面上皮细胞，台盼蓝染色前弹力层，盐水冲洗角膜表面，角膜缘固定，激光程序设定最大切割直径为 10.0mm，切割深度为 20μm，自动切割得到前弹力层植片，用 McPherson 镊取下植片等待后续移植手术。

通过比较 5 例飞秒激光制备的植片和 5 例手工制备的植片，发现由飞秒激光制备的植片后表面更光滑，但植片更厚、且难以保证植片厚薄的稳定性。此外，飞秒激光技术切割精度有限，难以得到更薄的植片；且必须使用完整的眼球，最大切割直径只能为 10mm，需要完全清除上皮细胞后才能保证切割深度的准确性。这些技术都限制了飞秒激光技术在此领域的广泛应用。鉴于植片越薄、分界面越光滑，视力的提升越显著的原则，飞秒激光与人工剥离植片的比较并没有优势[12-13]。

第五节　手 术 方 法

前弹力层移植有三种术式，第一种是由 Lie 等人[6]提出的基质床法，第二种是由 Van Dijk 等人[8]提出的基质袋法，第三种是覆盖法[15]。手术均在局麻下进行。

一、基质床法

基质床法首次使用于 2010 年，是用于首例离体前弹力层移植术的手术方式。

手术步骤如下：

（1）用飞秒激光切开基质层，设定切割直径为 9mm，深度约为 60μm，末端不切断留有蒂。

（2）掀开上方基质片，暴露下方植床。

（3）充分冲洗植床；在植床表面将前弹力层植片展平，再把表层基质片原位盖回到前弹力层表面，对齐整齐，促进创口表面上皮的尽快修复。

（4）最后在角膜表面放上角膜接触镜，以避免眼睑挤压角膜表面所导致的植入物移位和脱出。

二、中基层基质袋法

中基层基质袋法在 2010—2012 年间首次使用，手术方式借鉴了 DALK 术中板层分离的技术[7]。

手术步骤如下：

（1）术前按摩眼球 10 分钟。

（2）制备基质袋：在角膜缘的左右两侧用钝针头吸出房水，然后向前房内注气，在角膜边缘上方打开结膜，在角膜缘外 1~2mm 处，切开 5.0mm 的板层切口，分离铲进入浅层角膜进行层间分离。通过前房内气泡在内皮面的反光折射判断剖切的深度。剖切的适宜深度为 1/2 的角膜厚度，分离过程中保持水平操作避免穿孔[14]。

（3）制备完基质袋后，将前弹力层植片再次浸泡于 70% 浓度的乙醇 30 秒，等渗盐水冲洗，台盼蓝溶液染色。

（4）将前弹力层植片展开放入基质袋中，需注意植片应放置于正中央且完全展平。

（5）术毕用平衡盐溶液置换前房内的气体，恢复眼压。

术中可使用 AS-OCT 观察基质袋所在深度，也可用于判断前弹力层移植物是否放入囊袋中。此外，也有术者使用镊子将折叠的植片放入基质袋，再用虹膜铲将植片展开，这样可以缩小切口的大小。

术后用药可使用广谱抗生素滴眼液每天 6 次，0.1% 地塞米松滴眼液每天 4 次。

三、覆盖法

覆盖法是 2020 年首次提出的角膜前弹力层移植术式，旨在简化前弹力层移植的操作难度。

手术步骤如下：

（1）手术刀刮除受者角膜上皮，如存在瘢痕应完全去除。平衡盐溶液冲洗残留上皮细胞。

（2）0.06% 台盼蓝染色前弹力层植片，切割植片至适当大小。

（3）将植片放置在暴露的植床上，用镊子和 30G 的套管将植片 360° 充分展平，并完全排出层间液体。

（4）移植物干燥后戴绷带式角膜接触镜。

第六节　并发症与疗效评估

一、并发症

这项手术的并发症较少，主要发生在术中，包括角膜穿孔，发生率为 10%。此并发症与手术操作有密切的关系，一旦发生可选择等待穿孔自然愈合，也可以改行穿透性角膜移植[5,7-8]。远期报道的并发症有术后 3~5 年发生急性角膜水肿，分析病例时发现所有发生这种并发症的患者均有过敏性结膜炎的病史[16]，术后频发揉眼已经成为他们不可克服的不良习惯，因此认为急性角膜水肿并非由手术直接引起。覆盖法术后短期绷带镜掉落可能导致植片移位，经羊膜覆盖后未出现再次脱位或其他并发症[15]。

二、疗效评估

1. 短期评效

（1）视功能：术后 3 周患者的矫正远视力（CDVA）和角膜接触镜矫正视力（CL-CDVA）均有明显提升，且 CL-CDVA 在术后 2 个月内仍有进一步改善[6]。屈光参数方面，术后 1 个月时角膜 Kmean 与 Kmax 有明显减低[16]；Kmax 在 6 个月时仍有持续下降的趋势[8]。采用覆盖法的患者术后主观评价好，BSCVA 在半数患者中至少提升 2 行，BCLVA 在 6 个月随访期内保持稳定[15]。

（2）角膜结构：角膜基质层分为前层、中层和后层三部分，前层指角膜表面到 120μm 深度，后层为角膜内皮面向前表面至 60μm 处，中层位于两者之间。评价指标采用角膜密度值，指通过 Pentacam 角膜地形图灰度值的变化进行评估，0 分指角膜完全透明，100 分指角膜几乎不透明。密度值越高，角膜的透明性越差。术后 1 个月，中层及后层角膜密度值（densitometry values）有明显增加，但患者自觉视觉质量有提升[16]。术后 1 个月的角膜后表面散射值升高达到峰值，术后 6 个月时较 1 个月时明显降低，并在术后 1 年内保持相对稳定[17]。术后 6 个月内角膜透明度保持良好，上皮下无瘢痕修复；前弹力层植片在裂隙灯、OCT、SL-OCT 图像中均显示为白色细线；角膜地形图显示角膜曲率相对平滑，角膜中央变得平坦[6]。5 例患者采用覆盖法，在术后 3~6 个月间 Kmax 平均下降 -5.6D，后表面角膜形态无改变[15]。

2. 长期评效

（1）视功能：术后 1 年视力（Log MAR）、CDVA 和 CL-CDVA 有明显改善且保持相对稳定[17]，平均最佳框镜矫正视力（best spectacle-corrected visual acuity，BSCVA）有显著提高[8,16]，且在 3 年内保持相对稳定[8]。总体而言，3 年内有 72.2% 的患眼的 BSCVA 有提高，22.2% 的患者保持稳定，5.6% 的患者有所下降。然而，术后 3 年内最佳角膜接触镜矫正视力（best contact lensecorrected visual acuity，BCLVA）与术前相比并无改善[8]。5~7 年内 BSCVA 保持相对稳定，较术前有明显改善。总体而言，术后 5 年内患者视力 Snellen 分级，有 38% 的患者评分提高至少 2 级，15% 的患者提高 1 级，31% 的患者无提高或下降，15% 的患者出现下降。然而，平均 BCLVA 在术后 5 年内各时间点均与术前相比无明显改善[16]。

（2）角膜形态与像差：1 年时，角膜总高阶像差均方根（RMSh）、4 阶及 5 阶均方根及球差有显著的提升，而彗差和 3 阶均方根并未表现出明显差异。研究还发现，此时角膜前后表面的高阶像差改善程度表现出了不一致性。虽然二者均有显著降低，但后表面的改善更为明显，推测由于大多数植片放置于深层基质导致了前后表面差异的产生[17]。术后 1.5 年时，SimK、Kmax、角膜后表面曲率与术前相比均有显著降低；与术后半年相比，角膜 Kmax 和前表面 K 值的变化量相对较小[18]。3 年内 90% 的患眼表现出角膜曲率下降且保持相对稳定,具体表现为前表面 SimK、Kmax 和后表面 Kmean 的减低;同时患眼的平均等效球镜有明显下降,但柱镜无明显改善。Kmean 与 Kmax 在术后 5 年内保持稳定。

（3）角膜结构:术后 1 年,角膜中心区域(直径 <2mm)的前层角膜的角膜密度值有所降低,而该位置深层角膜的角膜密度却有所升高;角膜旁中间区域(直径 2~6mm)的中层和深层角膜的角膜密度均有明显升高;角膜周边区域(直径 6~10mm)的中层及深层角膜的角膜密度也有明显升高。术后 2 年,角膜最薄点厚度有提升,但中心角膜厚度无明显改善;同时前层角膜(120μm 内)的角膜密度首次出现明显升高。术后 1.5 年时,角膜最薄点厚度明显增加。术后 3 年时,角膜中心及最薄点平均厚度均有增加,角膜内皮细胞密度无明显改善。术后 5 年,角膜最薄点厚度保持相对稳定,中心角膜厚度仍无明显改变。角膜前、中及后层角膜密度均保持相对稳定,且较术前有明显改善[16]。Kaplan-Meier 分析手术总体 5 年成功率约为 84%,手术成功意味着患者在 5 年内未出现疾病进展及严重并发症。内皮细胞密度在手术后 5 年内保持相对稳定。5 年内无患者需要再次角膜移植(包括 PKP、DALK)。作者对比角膜胶原交联术后 1 年和 3 年的失败率为 8%~33%,认为前弹力层移植术是有效延缓疾病进展的治疗手段[16,19]。

第七节 优势与展望

前弹力层移植术治疗圆锥角膜的优势包括:

1. 前弹力层移植手术相比于 PKP 和 DALK 更加简单,手术时间短,创伤性小,保护了眼球完整度。

2. 前弹力层移植是完全的眼外操作,术后没有切口也没有缝合,因此与 PKP 和 DALK 相比眼表或缝合相关并发症可以完全避免;而且术后护理简单无须拆线[5-6,20]。

3. 因为前弹力层是非细胞结构,所以也不会出现免疫排斥现象,术后 7 年未有免疫排斥反应报道。

4. 术中炎症及脉络膜出血等术后并发症发生概率小。

5. 术后用药都可以快速减量,因此术后类固醇相关并发症发生概率小,如青光眼及白内障。

6. 术后视力恢复所需时间短于 PKP 和 DALK。

7. 分层制备植片使供体眼球被充分利用。

8. 若手术失败可以进行更侵入性的手术治疗。

总之,前弹力层移植术适用于重度或进展性不适宜行角膜胶原交联手术的圆锥角膜患者;与传统角膜移植术相比具有手术创伤更小、术后恢复更快的特点;对供体材料要求低,可以应用内皮活性差或无活性保存的供体角膜,也可以应用角膜内皮取材后的剩余材料;手术可以有效控制病情的进展;接受这项手术的患者一旦病情进展并不影响再次深板层角膜移植和穿透性角膜移植。然而目前受限于手术技术较为精细及对这种手术方法不熟悉,临床上尚未有广泛应用。根据有限的研究初步推测其在提高患者视觉质量、改善角膜形态方面有较好的疗效。

（赵英涵 洪 晶）

参 考 文 献

1. PARKER JS, K VAN DIJK, GR MELLES. Treatment options for advanced keratoconus: a review. Surv Ophthalmol, 2015, 60 (5): 459-480.

2. SHARMA B, DUBEY A, PRAKASH G, et al. Bowman's layer transplantation: evidence to date. Clinical Ophthalmology, 2018, 12: 433-437.

3. Wilson SE, JW Hong. Bowman's layer structure and function: critical or dispensable to corneal function? A hypothesis. Cornea, 2000, 19(4): 417-420.

4. PARKER J, DOCKERY P, PREDA-NAUMESCU A, et al. Descemet membrane endothelial keratoplasty and bowman layer

transplantation：an anatomic review and historical survey. Ophthalmic Res, 2021, 64(4)：532-553.

5. DRAGNEA DC, BIRBAL RS, HAM L, et al. Bowman layer transplantation in the treatment of keratoconus. Eye Vis(Lond), 2018, 5：24.

6. LIE J, DROUTSAS K, HAM L, et al. Isolated Bowman layer transplantation to manage persistent subepithelial haze after excimer laser surface ablation. Journal of Cataract and Refractive Surgery, 2010, 36(6)：1036-1041.

7. VAN DIJK K, PARKER J, TONG CM, et al. Midstromal isolated Bowman layer graft for reduction of advanced keratoconus：a technique to postpone penetrating or deep anterior lamellar keratoplasty. JAMA Ophthalmol, 2014, 132(4)：495-501.

8. VAN DIJK K, LIARAKOS VS, PARKER J, et al. Bowman layer transplantation to reduce and stabilize progressive, advanced keratoconus. Ophthalmology, 2015, 122(5)：909-917.

9. HEINDL LM, C CURSIEFEN. Split-cornea transplantation-a novel concept to reduce corneal donor shortage. Klinische Monatsblatter Fur Augenheilkunde, 2012, 229(6)：608-614.

10. BEEK EAG-V, LIE JT, WEES JVD, et al. Standardized 'no-touch' donor tissue preparation for DALK and DMEK：harvesting undamaged anterior and posterior transplants from the same donor cornea. Acta Ophthalmologica, 2013, 91(2)：145-150.

11. GROENEVELD-VAN BEEK EA, PARKER J, LIE JT, et al. Donor tissue preparation for Bowman layer transplantation. Cornea, 2016, 35(12)：1499-1502.

12. PARKER JS, HULS F, COOPER E, et al. Technical feasibility of isolated Bowman layer graft preparation by femtosecond laser：a pilot study. Eur J Ophthalmol, 2017, 27(6)：675-677.

13. TONG CM, K VAN DIJK, GRJ MELLES. Update on Bowman layer transplantation. Curr Opin Ophthalmol, 2019, 30(4)：249-255.

14. BLASBERG C, G GEERLING, S SCHRADER. Bowman layer transplantation in progressive keratoconus-what is it good for?. Klin Monbl Augenheilkd, 2017, 234(6)：776-779.

15. DAPENA I, JS PARKER, GRJ MELLES. Potential benefits of modified corneal tissue grafts for keratoconus：Bowman layer 'inlay' and 'onlay' transplantation, and allogenic tissue ring segments. Curr Opin Ophthalmol, 2020, 31(4)：276-283.

16. VAN DIJK K, PARKER JS, BAYDOUN L, et al. Bowman layer transplantation：5-year results. Graefes Arch Clin Exp Ophthalmol, 2018, 256(6)：1151-1158.

17. LUCERI S, PARKER J, DAPENA I, et al. Corneal densitometry and higher order aberrations after Bowman layer transplantation：1-year results. Cornea, 2016, 35(7)：959-966.

18. SHAH Z, HUSSAIN I, BORRONI D, et al. Bowman's layer transplantation in advanced keratoconus；18-months outcomes. Int Ophthalmol, 2022, 42(4)：1161-1173.

19. ZYGOURA V, BIRBAL RS, VAN DIJK K, et al. Validity of Bowman layer transplantation for keratoconus：visual performance at 5-7 years. Acta Ophthalmol, 2018, 96(7)：e901-e902.

20. CHOUDHARY DS, N AGRAWAL. New surgical modality for management of corneal perforation using Bowman membrane. Cornea, 2018, 37(7)：919-922.

第十四章

角膜地形图引导的准分子激光消融矫正角膜移植术后高度散光及不规则散光

第一节 概　　述

临床上对于圆锥角膜行穿透性或板层角膜移植术后，导致的高度角膜散光及不规则散光的处理，一直是个难点[1]。尽管配戴硬性角膜接触镜或巩膜镜可以提高视力，但对于不能耐受或不愿意配戴者，通常需要采用准分子激光角膜消融的方式进行矫正。

常规模式的准分子激光角膜屈光手术，难以达到良好疗效，其光学结果不能预测。用波阵面像差引导的切削方法重塑角膜表面，以适配眼球整体的光学像差，对于主要来源于角膜不规则的有高度像差眼，临床上极难奏效。波阵面像差仪反映眼球整个光学系统的整体光学质量，未能直接提供有关角膜表面像差的信息，并且由于 Zernike 多项式适配的平滑效应，分辨率较低、所得结果较粗糙；而且对于严重不规则的角膜或晶状体，难以获得准确的测量结果，其重复性很差。而基于角膜地形图仪测量结果引导的消融方式，可以使医生能够治疗超出波阵面像差引导切削范围的角膜不规则散光患者[2]。

第二节　适应证与禁忌证

一、适应证

1. 角膜移植术后 18 个月，缝线已经拆除 6 个月以上，角膜形态稳定。

2. 角膜地形图检查结果可信、重复性好，排除泪膜或其他因素对角膜前表面测量结果的影响。

3. 预计准分子激光原位角膜磨镶术（LASIK）后角膜最薄点厚度 400μm 以上（角膜瓣下 280μm 以上）、准分子激光角膜表层消融术后角膜最薄点厚度 360μm 以上；对于散光度大于 4D 者，也可考虑先行激光散光性角膜切开术，术后 10~12 周再行准分子激光消融矫治剩余散光及不规则散光，以节约角膜组织。

4. 有合理的期望值，理解手术以矫正角膜不规则及散光为目的，术后可能仍然需要配戴框架眼镜或角膜接触镜。

二、禁忌证

1. 角膜形态不稳定，显著的眼表病变。

2. 角膜地形图测量数据不可信、重复性差。

3. 角膜厚度过薄（预计 LASIK 术后角膜最薄点厚度角膜瓣下不足 280μm、表层角膜消融术后总厚度不足 360μm）。

4. 期望值过高，不能理解手术的主要目的。

第三节　术前检查与手术注意事项

一、角膜地形图检查

多采用基于 Placido 盘投影的角膜地形图仪、基于 Scheimpflug 成像的角膜地形图仪等，以获取角膜前表面（以及后表面）的形态数据、识别瞳孔位置及大小、识别角膜顶点（视轴与角膜前表面的交汇点）、识别虹膜纹理及角膜缘（可见水平向虹膜直径）等。通过正确的瞳孔偏移测量及眼球自旋分析，确保激光消融中心的精准定位，这对于高度角膜散光或不规则散光的矫正尤为重要。

注意检查室环境照明亮度，使检查时的瞳孔直径与手术时的瞳孔直径基本一致，以利于术中的跟踪定位。术前同一天同一时间段连续检查获得 4~8 次合格的检查图像，删除质量不合格的图像；不同测量结果相互间进行比对，剔除差异较大者。

二、角膜厚度的测量

除常规测定角膜中央厚度，还应完成直径范围约 6mm 的旁中央角膜厚度检测，包括上、下、颞侧、鼻侧 4 个方位。一般可应用三维角膜地形图仪进行全角膜厚度的测量，倘若角膜透明度下降，则推荐使用 A 超角膜测厚仪测量厚度。为确认与安全起见，可以在术中掀开角膜瓣后再次使用 A 超角膜测厚仪测量厚度，但须注意严格的无菌操作。

三、显然验光屈光度

由于高度角膜不规则散光，可影响验光的准确度，最佳戴框镜矫正视力不一定理想，可以试戴 RGP 预测手术矫正效果。手术设计过程中，主要考虑角膜的不规则，而不是屈光度。

四、激光能量与其他

对于角膜不透明者，假如采用飞秒激光制瓣，须注意适当提高激光脉冲能量，角膜瓣厚度建议在 100μm 以上，避免在分离中撕裂；鉴于角膜内皮功能相对较差、基质内吸附力相对较弱，角膜瓣复位后须注意干燥，确保对位良好。对于准分子激光角膜表层手术，建议术中使用 0.02% 的丝裂霉素，以避免或减轻术后角膜上皮下雾状混浊（haze）。

第四节　病　例　介　绍

病例：男性，24 岁。左眼因圆锥角膜行穿透性角膜移植术（PKP）后 3.5 年，裸眼视力（UCVA）0.03，显然验光 –1.00DS/–11.00DC×48=0.7，角膜地形图检查显示斜轴方向高度不规则散光（图 14-4-1），裂隙灯检查角膜植片透明。右眼 UCVA 0.2，显然验光 –2.25DS=1.2。因双眼难以接受框架眼镜而要求手术治疗。左眼 A 超角膜测厚，角膜中央最薄点为 485μm，将左眼角膜地形图参数传输至控制准分子激光仪的电脑，自动生成消融模式。治疗屈光度球镜按术前显然验光结果即 –1D；柱镜则参考术前角膜地形图结果即 –8.5D。用法国 Moria M2 显微角膜板层切开刀，制作厚度约为 110μm 的角膜瓣；由于该患者暗室内瞳孔直径为 5mm，角膜中央厚度较薄，因此选择 5.5mm 光区，修边过渡区为 1.25mm，中央最大切削深度为 104.5μm。按常规完成 LASIK 手术。术后 1 周,左眼 UCVA 0.5,显然验光 –1.25DS/
–0.50DC×75=1.2。角膜瓣完全透明,角膜地形图显示散光明显改善(图 14-4-2)。术后随访 2 年,视力
及屈光度无显著变化。

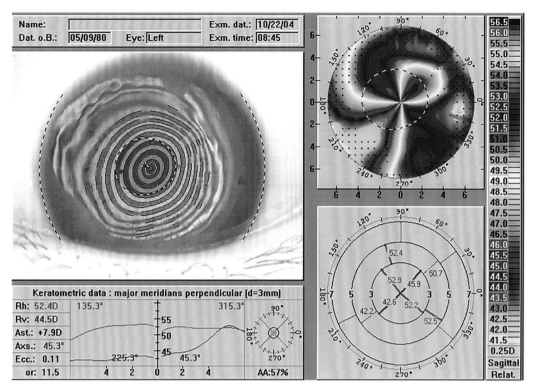

图 14-4-1 左眼穿透性角膜移植术后 3.5 年,角膜不规则散光

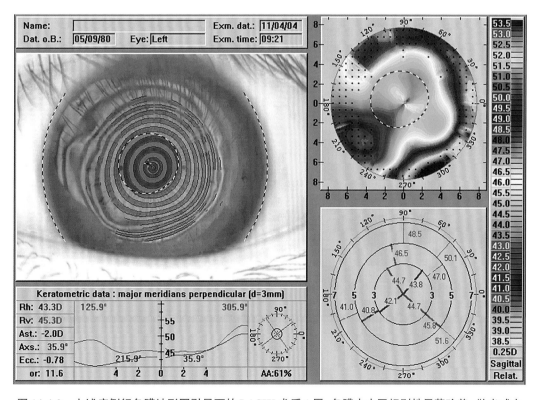

图 14-4-2 上述病例行角膜地形图引导下的 LASIK 术后 1 周,角膜中央区规则性显著改善、散光减少

第五节 小 结

当前，角膜地形图引导下的准分子激光个体化消融，可有效治疗准分子激光偏中心消融[3-5]、因角膜瘢痕和光区过小所致的角膜不规则及所带来的视觉症状[6]，以及穿透性或板层角膜移植术后或放射状角膜切开术后伴不规则散光者[7]。对于严重不规则角膜，使用角膜地形图来引导手术应该可以改善角膜表面的光学质量，并提高视力（裸眼及/或最佳戴镜矫正视力）。角膜地形图引导手术的关键，是必须先用高分辨率的角膜地形图仪测量角膜的前及/或后表面形态（曲率及/或高度），将测量结果保存并传输至控制准分子激光仪的电脑，参考患者的验光结果用专门的治疗软件自动计算合成特定的消融形态。由于角膜不规则会影响显然验光结果，因此对于角膜地形图引导下的个体化消融手术，其首要目标是先使角膜表面变得规则，即当术前角膜地形图散光参数与显然验光值不相吻合时，应先参考角膜地形图的参数，这与常规的准分子激光消融模式完全不同[8]。等角膜变得规则后，再考虑用手术或配镜的方法处理剩余的屈光不正。

（陈跃国）

参 考 文 献

1. JORGE L ALIO´, JAIME JAVALOY, AMR A OSMAN, et al. Laser in situ keratomileusis to correct post-keratoplasty astigmatism：1-step versus 2-step procedure. J Cataract Refract Surg, 2004, 30（11）: 2303-2310.

2. STEVEN E WILSON, RENATO AMBROSIO. Computerized corneal topography and its importance to wavefront technology. Cornea, 2001, 20（5）: 441-454.

3. DANNY Y LIN, EDWARD E MANCHE. Custom-contoured ablation pattern method for the treatment of decentered laser ablations. J Cataract Refract Surg, 2004, 30（8）: 1675-1684.

4. GIOVANNI ALESSIO, FRANCESCO BOSCIA, MARIA GABRIELLA LA TEGOLA, et al. Topography-driven excimer laser for the retreatment of decentralized myopic photorefractive keratectomy. Ophthalmology, 2001, 108（9）: 1695-1703.

5. GEORGE D KYMIONIS, SOPHIA I PANAGOPOULOU, IOANNIS M ASLANIDES, et al. Topographically supported customized ablation for the management of decentered laser in situ keratomileusis. Am J Ophthalmol, 2004, 137（5）: 806-811.

6. LEOPOLDO SPADEA, GUIDO BIANCO, EMILIO BALESTRAZZI. Topographically guided excimer laser photorefractive keratectomy to treat superficial corneal opacities. Ophthalmology, 2004, 111（3）: 458-462.

7. ZOLTA´N Z NAGY. Laser in situ keratomileusis combined with topography-supported customized ablation after repeated penetrating keratoplasty. J Cataract Refract Surg, 2003, 29（4）: 792-794.

8. KNORZ MC, JENDRITZA B. Topographically-guided LASIK to treat corneal irregularities. Ophthalmology, 2000, 107（6）: 1138-1143.

第十五章

圆锥角膜的三联手术治疗

圆锥角膜的视功能重建涉及以下几个方面：圆锥角膜病情的稳定（自然进入稳定期的顿挫型；经角膜胶原交联或角膜移植手术后稳定）；对不规则散光的矫正；对规则屈光不正的光学或手术矫正[1]。随着角膜胶原交联术及屈光手术的不断发展，联合手术治疗圆锥角膜也取得了长足的进步，并表现出良好的视功能重建效果，成为有前景的综合治疗圆锥角膜的手段。

2011年，Kanellopoulos和Skouteris[2]首先报道了一例继发性膨隆性角膜病变患者，为稳定角膜形态及矫正不规则散光，先行角膜地形图引导的部分PRK联合角膜胶原交联手术（Athens方案），待角膜形态及屈光度稳定后，再行有晶状体眼人工晶状体植入术矫正残余的高度近视及规则散光。2015年，Assaf和Kotb[3]报道了14例22眼的前瞻性联合手术治疗效果，先行Athens联合方案治疗，2~4个月后又行虹膜夹固定（Veriflex）或房角支撑型（Cachet）有晶状体眼人工晶状体植入术。术后6个月，角膜形态稳定，屈光度显著降低，裸眼视力及矫正视力均显著优于术前。因为临床逐渐认识到虹膜夹固定或房角支撑型有晶状体眼人工晶状体植入可能对角膜内皮产生不可逆的影响，当前，后房型可植入式接触镜（implantable contact lens，ICL）已成为使用最为广泛的人工晶状体[4]。

角膜地形图引导的部分PRK＋同期加速角膜胶原交联＋Ⅱ期ICL植入术（PRK+CXL+ICL），即PCI三联手术，是某些进展期圆锥角膜的最有前景的治疗方法之一，其长期安全性和有效性还需进行更长时间的随访与前瞻性临床研究加以证实。

第一节　适应证与禁忌证

PCI三联手术着眼于在圆锥角膜形态稳定后，尽可能地提高裸眼视力，主要用于治疗无法耐受角膜接触镜、不愿意或因某些原因不能戴框架眼镜，表现为中高度近视和/或散光的轻中度进展期圆锥角膜患者。手术医生必须在术前对患者进行详尽的检查，并充分了解患者的相关病史，以全面掌握圆锥角膜的严重程度，以确定患者是否适合接受PCI联合手术。

一、适应证

1. 患者有摘镜的强烈要求，能够充分理解手术目的及风险。
2. 可望得到良好控制的进展期圆锥角膜。
3. 角膜透明、最薄点厚度>450μm。
4. 角膜形态稳定后屈光度范围，近视：-1.00~-18.00D；散光：-0.50~-6.00D。
5. 最佳戴镜矫正视力（BSCVA）>0.4。
6. 角膜内皮细胞密度>2 000个/mm^2。
7. 中央前房深度（内皮至晶状体前囊）≥2.8mm。

8. 房角、虹膜、瞳孔、睫状体结构及功能正常。

二、禁忌证

1. 患者无法接受手术可能的风险及并发症。
2. 圆锥角膜控制不良。
3. 角膜瘢痕、角膜最薄点厚度 <450μm。
4. 角膜内皮细胞计数低或角膜内皮病变，如 Fuchs 角膜内皮营养不良。
5. 活动性眼前节疾病，如角膜炎、虹膜睫状体炎；严重影响视力的白内障等。
6. 青光眼或高眼压症。
7. 严重影响视力或未经控制的视网膜及 / 或脉络膜病变。
8. 控制不良的系统性疾病，如糖尿病、胶原结缔组织病、自身免疫性疾病等。
9. 妊娠期或哺乳期。

第二节 手 术 方 法

当前，角膜地形图引导的准分子激光个体化角膜消融术、加速角膜胶原交联术、以 ICL 为代表的后房型有晶状体眼人工晶状体植入术治疗近视及散光，已经得到普遍开展，以我屈光手术中心为例，介绍 PCI 三联手术的基本方法[5]。

一、I 期手术——角膜地形图引导部分准分子激光屈光性角膜切削术联合加速角膜胶原交联术

手术在表面麻醉下进行，常规消毒铺巾暴露术眼。

1. 乙醇辅助或准分子激光治疗性角膜消融术（PTK）去上皮 采用新鲜配制的 20% 乙醇浸泡角膜上皮 20 秒，钝性分离并去除角膜上皮片（直径约 9.0mm）；或直接采用准分子激光进行 PTK 消融去除角膜上皮，根据术前 OCT 检查角膜上皮厚度的分布结果设置消融深度，通常为 40~55μm，消融区直径 8.0~9.0mm；暴露角膜基质床。

2. 角膜地形图引导部分 PRK 根据角膜地形图检查结果进行地形图引导的准分子激光消融，矫正屈光度球镜与柱镜均设置为"0"，可按照角膜不规则形态补偿部分柱镜屈光度及轴向；光区设定为 5.0~6.0mm，最大消融深度 <50μm。与常规的准分子激光角膜表层手术不同，激光消融完成后不使用丝裂霉素（mitomycin）！

3. 加速角膜胶原交联 采用 0.1% 核黄素浸泡角膜基质 10 分钟，30mW/cm² 紫外光连续照射 4 分钟，总能量 7.2J/cm²，光照过程中注意保持角膜湿润。术毕戴角膜绷带镜，点抗生素及糖皮质激素滴眼液。

二、II 期手术——可植入式接触镜植入术

I 期术后 6~12 个月以上，角膜地形图及屈光状态稳定后，可行 II 期手术。

1. 散光矫正型可植入式接触镜（Toric implantable contact lens，TICL）植入术 在导航系统引导下，行 TICL 植入术（图 15-2-1）。

2. ICL 植入术 对于没有明显散光的患者，可以植入常规 ICL，主切口选择在角膜陡峭轴上，以尽可能降低术前存在的少量散光。

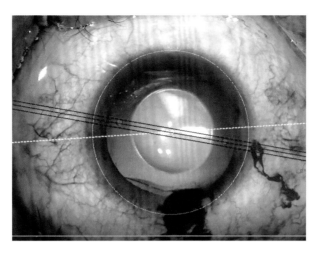

图 15-2-1　TICL 在导航引导下按特定的角度植入, 黄线对应立位状态下的
水平线, 3 条蓝线对应 TICL 的散光标记线

第三节　病例介绍

患者男性, 33 岁, 博士研究生。

主诉: 双眼戴眼镜矫正视力逐渐下降 5 年。

现病史: 双眼 5 年前矫正视力逐渐下降, 需频繁更换眼镜。5 个月前于外院诊断为"圆锥角膜"。配戴 RGP 5 个月, 矫正视力较戴眼镜时明显改善。近 1 个月出现眼痛、干涩等不适症状, 不能耐受 RGP。

既往史: 双眼近视散光 15 年, 无过敏、揉眼、外伤等病史, 无圆锥角膜家族史。

检查结果: 见表 15-3-1, 图 15-3-1、图 15-3-2。

表 15-3-1　眼部及屈光检查

检查项目	右眼	左眼
主导眼	主导	
裸眼视力	0.15, Jr2	0.15, Jr2
显然验光	−8.75DS/−2.50DC×70	−8.50DS/−2.75DC×25
矫正视力	0.5	0.6
前节检查	角膜颞下方变薄前突, Fleischer 环+, 角膜上皮少量点染	角膜颞下方变薄前突, Fleischer 环+, 角膜上皮少量点染
泪膜破裂时间/s	3	3
眼压/mmHg	10.4	9.8
暗室瞳孔直径/mm	6.75	6.75
前房深度/mm	3.38	3.30
圆锥角膜 A-K 分级	KC3	KC3
角膜内皮细胞计数/(个·mm^{-2})	2 324	2 650

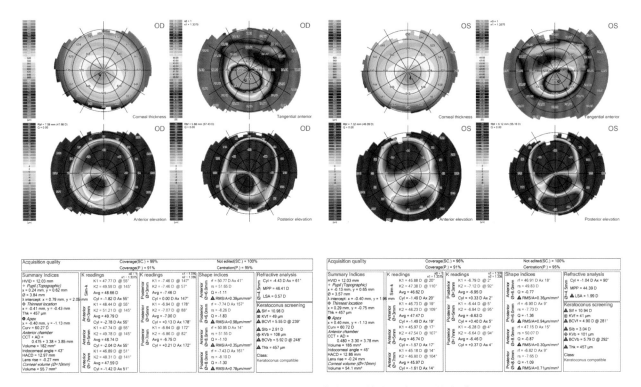

图 15-3-1　双眼 Sirius 三维角膜地形图检查分类为圆锥角膜

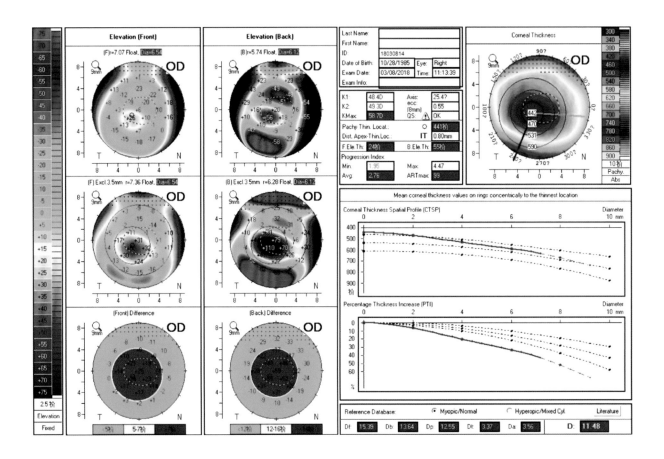

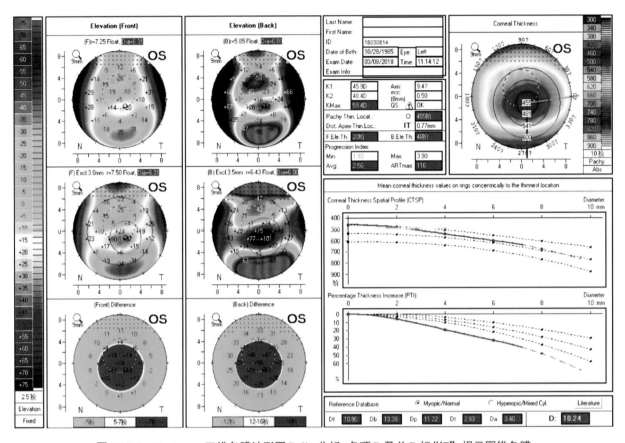

图 15-3-2　Pentacam 三维角膜地形图 Belin 分析，各项 D 及总 D 标"红"，提示圆锥角膜

患者角膜体征及角膜地形图均提示双眼圆锥角膜，结合患者近几年多次调整眼镜，眼镜度数不断增加的病史，可以大致推断，患者尚处于进展期。患者干眼，不能耐受 RGP，也不愿长期配戴框架眼镜，有强烈的摘镜要求。患者的各项检查及病史均符合 PCI 三联手术的适应证且无相关禁忌证，因此在后续的 3 年内先后进行了以下手术。

Ⅰ期：

于 2018-3-14 行右眼角膜地形图引导部分 PRK+ 加速角膜胶原交联。

于 2018-7-4 行左眼角膜地形图引导 PRK+ 加速角膜胶原交联（图 15-3-3）。术后 1 年，双眼角膜地形图形态稳定、规则性显著改善（图 15-3-4、图 15-3-5）。术后随访 3 年，角膜形态基本稳定（图 15-3-6，表 15-3-2）。

Ⅱ期：

于 2021-6-5 行左眼 TICL 植入术；

于 2021-6-9 行右眼 TICL 植入术。

* 1985-10-28
Gender: male
ID: JL1820

OD

* 1985-10-28
Gender: male
ID: JL1820

Treatment information

Method	TOPO-G	Status	Completed
Planned by	LASIK	Treated by	LASIK
Planning date	2018-03-14 08:56:55	Treatment date	2018-03-14 14:32:37
Confirmed by	LASIK	Device SN	1016-2-714

Refractive & Corneal details

Refraction	+0.00 D +0.00 D x 0 ° / 12.0 mm		Pupil	6.8 mm
Pachy. Vertex	--- µm	ACD	--- mm	Axial Len.	--- mm

Pachymetry	Superior	Temporal	Central	Nasal	Inferior
	480 µm	480 µm	462 µm	480 µm	480 µm
K1 / Q1	47.40 D @ 51 ° / ---				
K2 / Q2	49.16 D @ 141 ° / ---				

Treatment details

Calculated	-1.58 D -1.27 D x 40 ° / 12.0 mm		
Target / T. Fit	--- D --- D x --- ° / --- mm		
Treatment	+0.00 D -1.00 D x 40 ° / 12.0 mm		
Target Q | T. Fit Q	--- | ---	Nomograms	S 101
Optical zone	5.50 mm	Flap / Epi Thickness	50 µm
Transition zone	1.25 mm	Cornea thickness	462 µm
Ablation zone	8.00 mm	Residual stroma	363 µm

Treatment related information

Cyclorotation (static)	0.0 °	Pachymetry records	
Centration X/Y	220 µm / 570 µm	PreOP	--- µm
Total duration	7 s	Flap / Epi off	--- µm
Breaks	0 (0 s)	PostOP	--- µm

Ablation profile

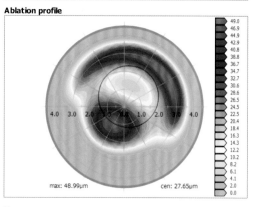

max: 48.99µm   cen: 27.65µm

Memo

OS

Treatment information

Method	TOPO-G	Status	Completed
Planned by	LASIK	Treated by	LASIK
Planning date	2018-07-04 08:09:22	Treatment date	2018-07-04 14:51:30
Confirmed by	LASIK	Device SN	1016-2-714

Refractive & Corneal details

Refraction	+0.00 D +0.00 D x 0 ° / 12.0 mm		Pupil	6.0 mm
Pachy. Vertex	--- µm	ACD	--- mm	Axial Len.	--- mm

Pachymetry	Superior	Temporal	Central	Nasal	Inferior
	520 µm	520 µm	476 µm	520 µm	520 µm
K1 / Q1	45.86 D @ 18 ° / ---				
K2 / Q2	47.34 D @ 108 ° / ---				

Treatment details

Calculated	-1.01 D -2.78 D x 17 ° / 12.0 mm		
Target / T. Fit	--- D --- D x --- ° / --- mm		
Treatment	+0.00 D +0.00 D x 17 ° / 12.0 mm		
Target Q | T. Fit Q	--- | ---	Nomograms	S 101
Optical zone	5.50 mm	Flap / Epi Thickness	50 µm
Transition zone	1.25 mm	Cornea thickness	476 µm
Ablation zone	8.00 mm	Residual stroma	380 µm

Treatment related information

Cyclorotation (static)	1.5 °	Pachymetry records	
Centration X/Y	-165 µm / 576 µm	PreOP	--- µm
Total duration	7 s	Flap / Epi off	--- µm
Breaks	0 (0 s)	PostOP	--- µm

Ablation profile

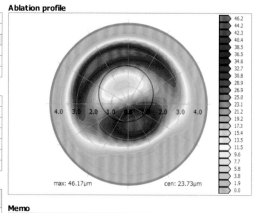

max: 46.17µm   cen: 23.73µm

Memo

图 15-3-3 双眼角膜地形图引导部分 PRK 的手术设计, 右眼矫正屈光度(correction)球镜为 0、柱镜为 −1.00DC × 40; 左眼矫正屈光度球镜与柱镜均为 0; 光学区直径(optical zone)为 5.50mm; 最大消融深度分别为 46.99µm 及 46.17µm

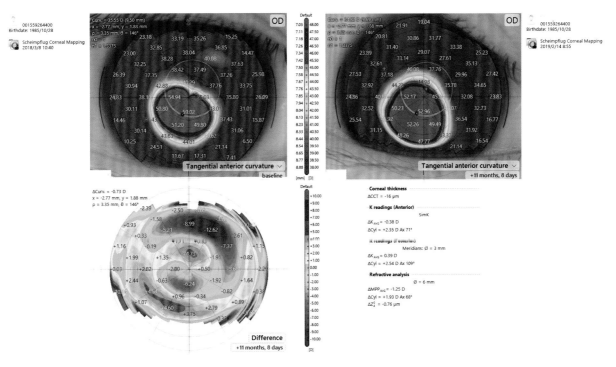

图 15-3-4　右眼术前与术后 1 年切向角膜地形图差异图
上右：术前；上左：术后；下：术前后差异。

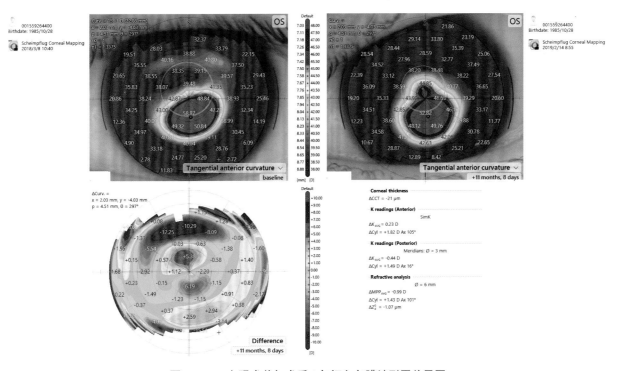

图 15-3-5　左眼术前与术后 1 年切向角膜地形图差异图
上右：术前；上左：术后；下：术前后差异。

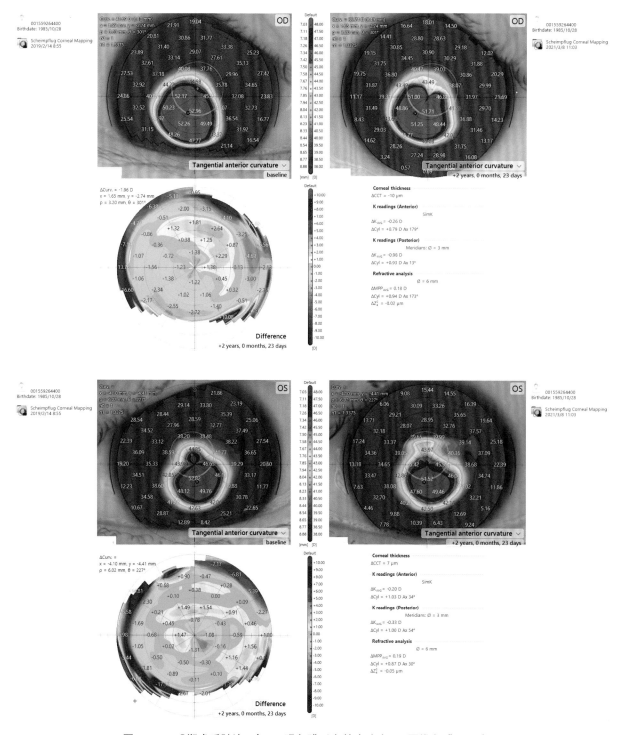

图 15-3-6　Ⅰ期术后随访 3 年，双眼角膜形态基本稳定，无圆锥角膜进展表现

表 15-3-2　Ⅰ期术后双眼屈光状态的变化

	右眼		左眼	
	显然验光	矫正视力	显然验光	矫正视力
术后 1 个月	−10.50DS−2.75DC×80	0.7	−7.75DS−1.50DC×180	1.0
术后 3 个月	−9.00DS−1.25DC×80	0.9	−6.50DS−2.50DC×15	1.0
术后 1 年	−8.00DS−1.50DC×116	1.0	−6.00DS−2.75DC×12	1.0
术后 3 年	−7.75DS−1.50DC×120	1.2	−5.50DS−3.00DC×18	1.0

　　Ⅰ期术后 1~3 年，圆锥角膜病情与屈光状态逐渐稳定，矫正视力较术前明显提高，并稳定在 1.0 左右。Ⅱ期手术的时机已经成熟，根据角膜白到白距离、前房深度、睫状沟距离、晶状体厚度及矢高等检查结果，双眼定制 12.6mm TICL，植入手术顺利完成（表 15-3-3）。

表 15-3-3　Ⅱ期术后双眼复查的结果

	右眼	左眼
	术后 1 个月	术后 1 个月
裸眼视力	1.0	1.0
显然验光	−0.50DC×96	+0.25DS−0.50DC×130
矫正视力	1.2	1.2
眼压 /mmHg	11.5	10.1
拱高 /μm	588	522
角膜内皮 /(个·mm^{-2})	2382	2487

（张　钰　陈跃国）

参 考 文 献

1. 王勤美，陈世豪. 角膜胶原交联术. 北京：人民卫生出版社，2016.

2. KANELLOPOULOS AJ, SKOUTERIS VS. Secondary ectasia due to forceps injury at childbirth: Management with combined topography-guided partial PRK and collagen cross-linking(Athens Protocol)and subsequent phakic IOL implantation. J Refract Surg, 2011, 27(9): 635-636.

3. ASSAF A, KOTB A. Simultaneous corneal crosslinking and surface ablation combined with phakic intraocular lens implantation for managing keratoconus. Int Ophthalmol, 2015, 35(3): 311-319.

4. DOROODGAR F, NIAZI F, SANGINABADI A, et al. Comparative analysis of the visual performance after implantation of the toric implantable collamer lens in stable keratoconus: A 4-year follow-up after sequential procedure(CXL+TICL implantation). BMJ Open Ophthalmol, 2017, 2(1): e000090.

5. ZHANG Y, CHEN YG. Topography-guided corneal surface laser ablation combined with simultaneous accelerated corneal collagen cross-linking for treatment of keratoconus. BMC Ophthalmol, 2021, 21: 286.

索 引